小林弘幸の
自律神経を整える

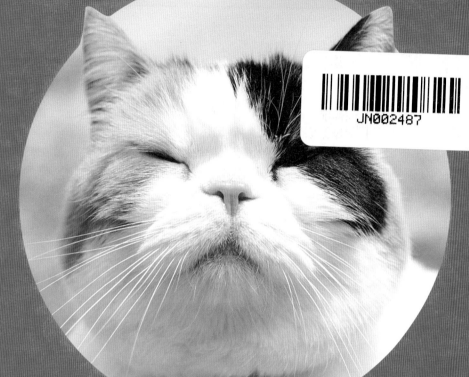

ネコの
まちがい
さがし

小林弘幸

順天堂大学医学部教授

JN002487

宝島社

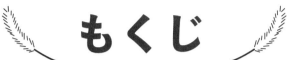

もくじ

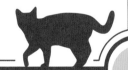

> はじめに

「ネコのまちがいさがし」で自律神経の バランスを安定させましょう

小林弘幸

1960年、埼玉県生まれ。順天堂大学医学部教授。日本スポーツ協会公認スポーツドクター。自律神経研究の第一人者として、プロスポーツ選手、アーティスト、文化人へのコンディショニング、パフォーマンス向上の指導に関わる。

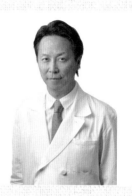

「ネコのまちがいさがし」で楽しくメンタルトレーニング

　長年、私はライフワークとして「自律神経」の研究に取り組んできました。そして「自律神経を整える」ことに関する多くの書籍を執筆し、さまざまな方法を提案してきたのですが、そのなかでも「まちがいさがし」は自律神経のバランスを安定させるのに最適なトレーニングであると考えています。

　私は自律神経研究の専門家として、アスリートやアーティストなど、さまざまな分野で活躍するプロフェッショナルのメディカルケアや、パフォーマンス向上の指導を任されてきました。従来、アスリートのメンタルトレーニングにおいて、「塗り絵」や「切り絵」が有効であるとされてきましたが、「まちがいさが

し」は人によってはそれを超える効果が期待できます。そのため、私は指導の一環として積極的に「まちがいさがし」のトレーニングを取り入れています。

　本書の「自律神経を整えるネコのまちがいさがし」は、一般的な「まちがいさがし」の本とは異なります。いかに多くのまちがいを見つけられるかというゲームではなく、あくまでも自律神経を整えることを目的としたトレーニングです。とはいえ、「トレーニング」という言葉に気負うことはありません。かわいいネコの表情や仕草を見てリラックスして、私からのいくつかのアドバイスを参考にしつつ、楽な気持ちで取り組んでいただければと思います。きっと自律神経が整うのを実感できるはずです。

小林弘幸

自律神経を整えるってどういうこと？

自律神経は生命活動の根幹を支えている

自律神経は意思とは関係なく、人間の生命活動に欠かせない呼吸や血管、内臓の働きをコントロールしている神経です。ですから、自律神経とはすなわち、「私たち人間の生命活動の根幹＝ライフラインを支えているもの」だともいえるのです。自律神経は**「交感神経」**と**「副交感神経」**の2種類で構成されていて、それぞれ働きがちがいます。

交感神経

交感神経の働きがアップすると、心身ともにアクティブな状態になります。血管が収縮し、血圧は上昇。気分が高揚して興奮し、「緊張」の状態に向かいます。

副交感神経

副交感神経の働きが上がると、心身ともにリラックスした状態になります。血管がゆるみ、血圧は低下。気分は落ち着いて、「弛緩」（冷静で穏やかな）状態に向かいます。

「交感神経」と「副交感神経」は、車にたとえるとアクセルとブレーキのようなものです。どちらか一方の働きに偏っていては、うまくコントロールすることができません。自律神経もアクセル（交感神経）とブレーキ（副交感神経）のバランスがとれていることが肝心です。交感神経と副交感神経が安定して機能することが「自律神経が整った状態」であるといえます。

さらに理想的なのは、交感神経と副交感神経の働きがともに活発で、高いレベルでバランスが整っているという状態です。このとき私たちの心身のパフォーマンスはもっとも高くなります。

スポーツやビジネスで最高のパフォーマンスを発揮できるだけでなく、前向きな気持ちや人を引きつける魅力など、内面的な部分にも効果があります。心身の健康のみならず、さまざまな面において、自律神経をいかに高いレベルで整えるかで結果が変わります。つまり、「自律神経を整える」ことは、私たちの人生そのものを輝かせることにつながるのです。

しかし、副交感神経の働きは、男性で30歳、女性で40歳を境にガクンと下がります。しかも現代は、「交感神経優位」のストレス社会です。そのため、「自律神経が整った状態」を維持することがなかなか難しいのが現状です。

だからこそ本書では、ストレスを軽減し、明日からの人生を輝かせるために、「まちがいさがし」を薦めています。「自律神経を安定させる感覚」をつかむには、簡単なトレーニングだからです。また、かわいらしいネコの写真を見ることで癒され、リラックスし、副交感神経の働きを活発にする効果も期待できます。詳しいやり方は6ページで紹介します。

自律神経を整えると得られるさまざまな効果

免疫力アップ

自律神経のバランスが整うと、免疫の中心的役割を担う「白血球」のバランスも良くなり、免疫力が高まります。交感神経が優位の状態が続くと体に必要な「常在菌」まで減少してしまい、免疫力が下がってしまいます。逆に副交感神経が優位になりすぎると抗原に過剰に反応して「アレルギー」を起こす可能性もあります。

快眠快便

交感神経が優位な状態のまま眠ってしまうと、睡眠の質が悪くなり、すっきりしないまま朝を迎えてしまいます。起床後も交感神経がうまく働いてくれません。自律神経のバランスが保たれていれば、短くても質の良い睡眠をとることができます。また、腸の働きも良くなるので、便秘も改善します。

若返り

見た目の若さや美しさをつかさどる臓器の代表は、「肝臓」です。腸の働きが高まると、質の良い血液が肝臓に行くようになって、肝臓の機能も高まります。全身に行きわたる血液がよりきれいで質の良いものになれば、全身の細胞の生命力がよみがえり、肌や髪や爪も、みずみずしい美しさ、若さを取り戻します。

肩こりや冷えの改善

血行不良は「肩こり」や「片頭痛」などを引き起こします。全身の細胞のすみずみにまで質の良い血液が行きわたるようになれば、それらが改善され、加齢による「更年期障害」にも効果を発揮します。また、血流には熱を運ぶ役割もあるため、心臓から遠い末端の血流不足からくる「冷え性」も改善されます。

うつ解消

自律神経は、心にも影響します。自律神経のバランスが整えば、むやみに焦ったり、カッとなったり、イライラしたりする、ということが少なくなります。また、「うつ」による気持ちの落ち込みや無気力なども改善されます。心にも体にも活力が生まれ、いきいきと、はつらつと過ごすことができます。

仕事のパフォーマンス向上

心臓から運ばれた血液が脳に行きわたると、脳の働きが活発化し、仕事や勉強などのパフォーマンスが向上します。本書の「ネコのまちがいさがし」をやっていても実感できるはずです。まちがいを見つけた達成感により副交感神経の働きが上がり、心に「落ち着き」や「余裕」が生まれるでしょう。

この本の使い方

✓ どんなときに、どれくらい？

本書の「ネコのまちがいさがし」は、長時間集中してやるものではありません。1日1分でもOK。時間がある方は10分でもいいです。

仕事の休憩時間や、ちょっとしたすきま時間、なんとなくやる気が出ないときなど、リフレッシュしたいときにやるのが最適です。朝や夜寝る前のルーティンにするのもいいでしょう。

ただしその際は真剣に取り組むのではなく、ぼんやりと眺めるイメージでやってみてください。そのほうがかえって「まちがい」を見つけやすくなることもあります。

自律神経が安定している状態というのを、体で覚えて実感してみてください。

また、本をめくって、時々出てくる「自律神経にいいことメモ」を読むのもおすすめです。「自律神経にいいことメモ」には自律神経に関する豆知識が掲載されているので、気分転換になるはずです。

！ チャレンジする際の注意点

本書はほかの「まちがいさがし」とくらべると難易度が高くなっています。まずは「見つからなくて当たり前」くらいに思うと良いでしょう。

ですから、見つからないからといって、イライラしないようにしてください。ゆったりとした気持ちで問題を眺めてみましょう。

各問題には5個の「まちがい」が隠れています。まずは1分を目安に、さがしてみましょう。1分間で見つけられた数を確認して、右ページ上の表にチェックを入れます。1個だけでも、全部見つからなくても大丈夫です。

人は集中すると息を止めてしまいがちです。問題を解くときは「呼吸」を意識

してみてください。1個見つかるたびに大きく呼吸をする。そうすれば次のまちがいも見つけやすくなるかもしれません。

まちがいが見つかったら、どうやって見つけたのか、その思考回路を分析してみてください。過程を理解するのも大切なことです。

もし見つからなければ、時間をおいてチャレンジしてみましょう。できれば記憶が鮮明に残っているその日のうちにやるのが効果的です。

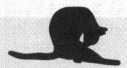

なかなか見つからないときは

2〜3回試してみても見つからないときは、各ページの次のページにあるヒントを見てみてください。それでも見つからなければ、巻末の「解答」を見ましょう。

どうして見つけられなかったのか、原因を考えてみます。写真の真ん中だけをさがしていて周辺を見落としていた、ここにはないものだと思い込んでいた、そもそも集中することができなかったなど、何か思い当たることがあるはずです。自律神経が整っていないと、見つけられたはずのものでも見つからないことが往々にして起こります。

答えがなかなか見つからず焦っていると、心拍数が上がってしまうので、いったん本を閉じて、落ち着きます。

そのとき、呼吸を意識してみましょう。「1:2の呼吸」が効果的です。3秒吸ったら6秒吐く、4秒吸ったら8秒吐く、という呼吸法です。

リラックスして自律神経が整えば、それまでわからなかった問題が、わかるようになる感覚を得られるはずです。

※本書はその効果に個人差があり、かならずしもすべての人の自律神経が整うものではありません。
※この「ネコのまちがいさがし」はあくまでも自律神経の安定を目指す趣旨のものであり、タイムを競うたぐいのものではありません。そのため、「まちがいさがし」につきものの難易度に関する表示はしていません。

なぜ「ネコのまちがいさがし」で自律神経が整うのか

「集中」と「癒し」で自律神経を安定させる

みなさんは、1日のうちに「集中した」と「意識」することは普段どれくらいありますか？ 何かに集中することについて、毎日意識して過ごしている人はあまりいないのではないでしょうか。

「意識」をしていないと、目の前にあるものが見えなくなります。たとえば、「椅子が欲しいな」と考えている人がレストランに食事に行けば、座る椅子のことも意識して見ますが、そうでない人なら椅子のことなど気にもとめず、記憶にも残らないでしょう。

本書の「ネコのまちがいさがし」で鍛えられるのは、生活のなかで見過ごしがちな、「集中」するという行為を「意識」するという脳の働きです。

この「意識」の働きは自律神経にも関わりが深く、自律神経のバランスが乱れているときは集中力が散漫になり「意識」することができず、見えるはずのものも見えません。

「ネコのまちがいさがし」を解くことで、「意識」への感度が高まり、自律神経のトータルパワーが上がります。「5個のまちがいをさがす」という適度な緊張感が、このトータルパワーがアップする感覚を身につけるのに最適なのです。

そして、解き終わった後にはまちがいが見つかったという達成感から、副交感神経の働きが高まり、落ち着いた状態へと向かい、自律神経のバランスが整います。

「ネコのまちがいさがし」は、トータルパワーとバランスという2つのポイントを押さえた、まさに自律神経を安定させるための効果的なトレーニングといえるでしょう。たかが「まちがいさがし」、されど「まちがいさがし」です。自律神経が安定した良好な状態を、「まちがいさがし」で体に覚えさせてください。

本書では、ネコの写真を採用しました。ネコを見ていると、なんだかゆったり穏やかな気持ちになりませんか？ 気ままに生きるネコの仕草は、日頃のストレスを忘れさせてくれます。実際にあたたかくやわらかなネコの毛並みをなでていると、「幸せホルモン」とも呼ばれる「オキシトシン」が分泌されるそうです。触ることはできなくても、写真を見るだけでも、かわいさに癒されて、気持ちが落ち着いていくのが感じられます。ゆったりとした気持ちで、ネコのかわいい写真を眺めるだけでも、自律神経の安定には効果があると考えられます。

ぜひ次のページからはじまる問題に挑戦してみてください。気持ちが落ち着いてくるはずです。

問題

各問題の左側が正しい写真、
右側が「まちがい」の写真です。
長く楽しめるように、
難易度の高いまちがいも入っています。
なかなか見つけられないときは、
次のページの右下にあるヒントや、
巻末の解答を見てみましょう。

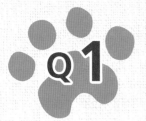

Q1 ウサギさん大好き

すやすや眠る子ネコ。いい夢を見てね。左と右の写真を見くらべて、ちがっている部分をさがしてみましょう。

まちがい
5個

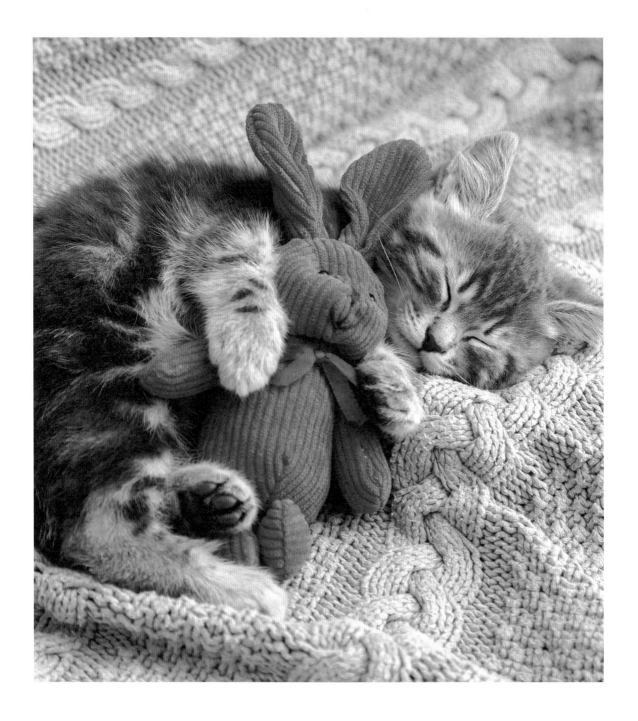

自律神経にいいことメモ

良質な睡眠をとる

睡眠は自律神経に大きく関わります。腸の消化活動が活発な夜12時には眠っている状態がベスト。質の高い睡眠は、爽やかな目覚めと快便につながります。

1分間で見つけた数

✓ ✓ ✓ ✓ ✓

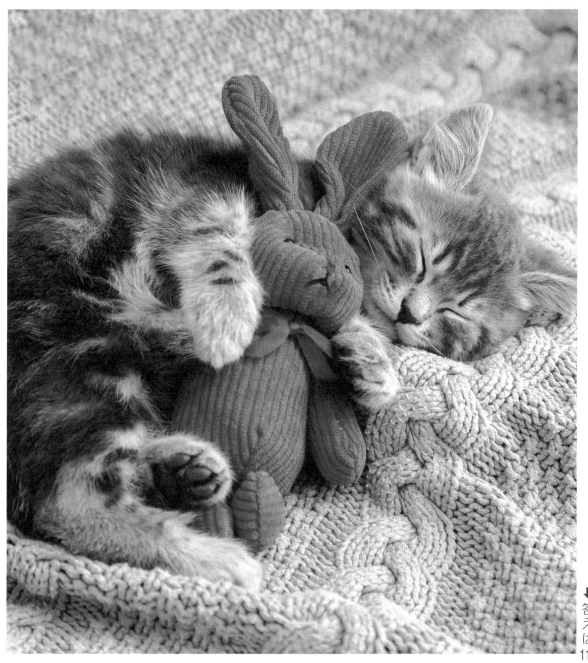

↓答えは112ページ

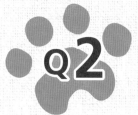

Q2 ニャンか気に入らない……

まちがい
5個

祖先が砂漠出身だから、水が苦手なネコも。左と右の写真
を見くらべて、ちがっている部分をさがしてみましょう。

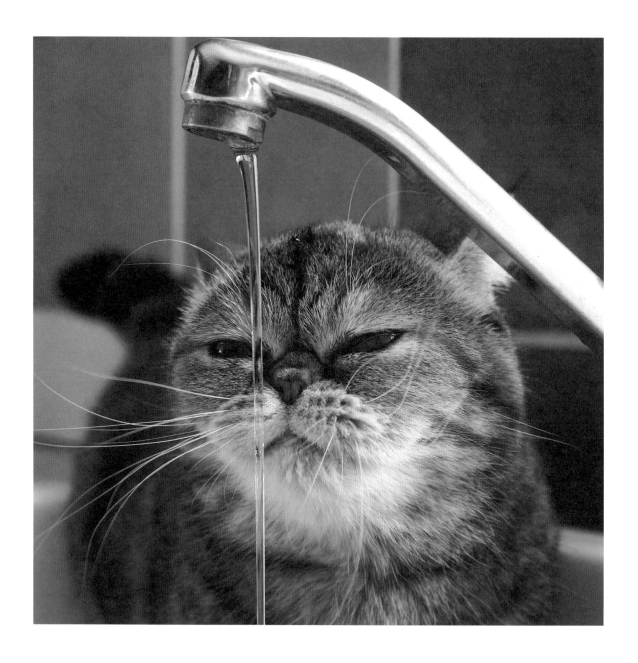

目覚めに1杯の水

「水を飲む」という行為によって、胃腸の神経が適度に刺激され、副交感神経の働きが高まります。朝起きたら、コップ1杯の水を飲むようにしましょう。

1分間で見つけた数

✓ ✓ ✓ ✓ ✓

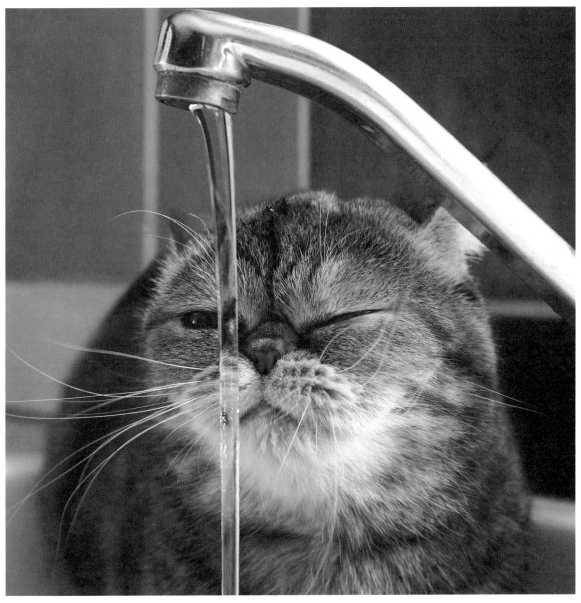

→ 答えは112ページ

01のヒント：ウチキのあいくるしい愛情が運動範囲にも注目してみましょう。

味見しましょうか？

朝食のいい香りにネコも誘われたよう。左と右の写真を見くらべて、ちがっている部分をさがしてみましょう。

まちがい
5個

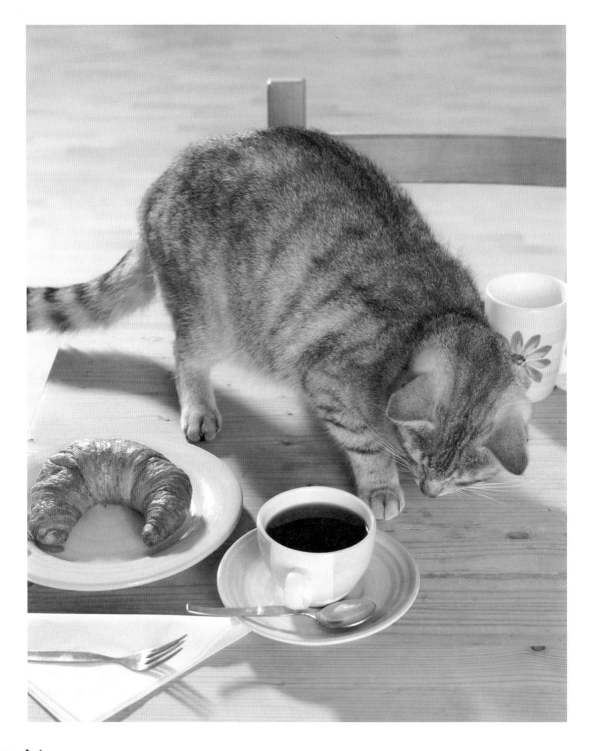

自律神経にいいことメモ

朝食の効果

朝食には、体内時計をリセットし、自律神経の働きを上げ、血流を良くし、心身のパフォーマンスをアップさせるという素晴らしい効果があります。

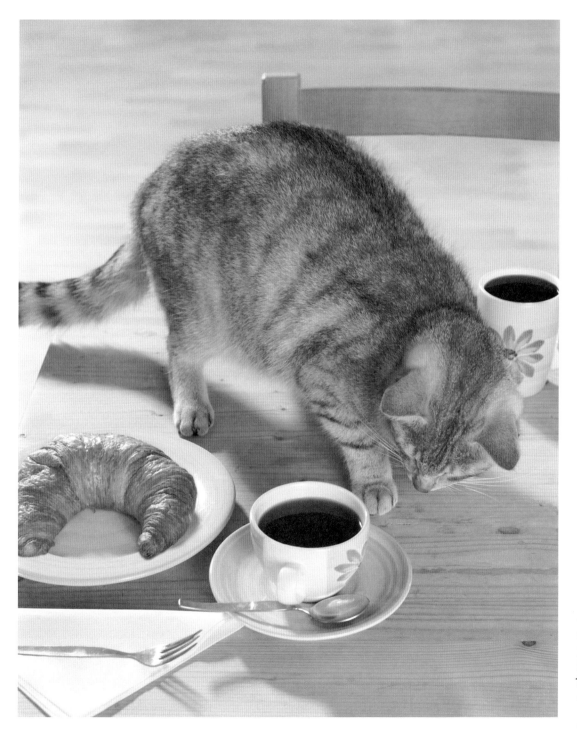

→答えは112ページ

Q2のヒント：ふたつの顔のほかが、背景の額の絵や小物の色や向きにも目を向けてみましょう。

15

まったり充電中

昼下がりの窓辺でまったりするのが日課。左と右の写真を
見くらべて、ちがっている部分をさがしてみましょう。

まちがい
5個

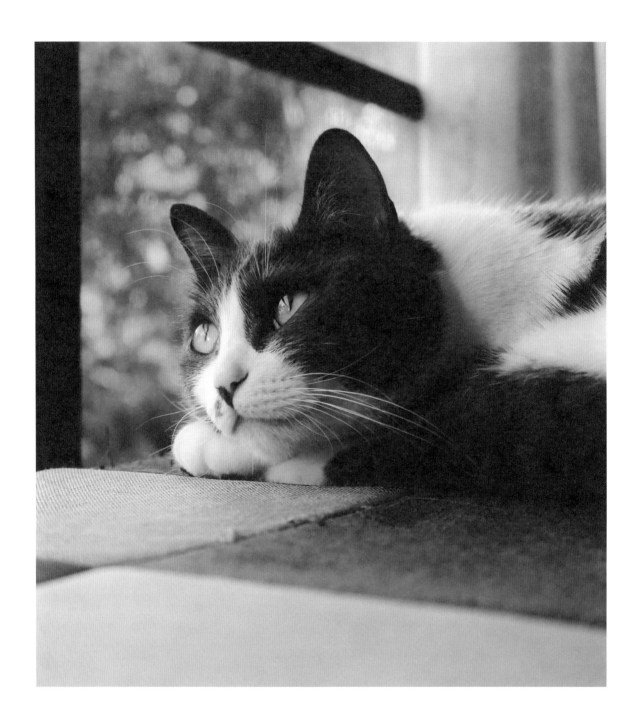

ぽかぽかして
気持ちいいニャ〜

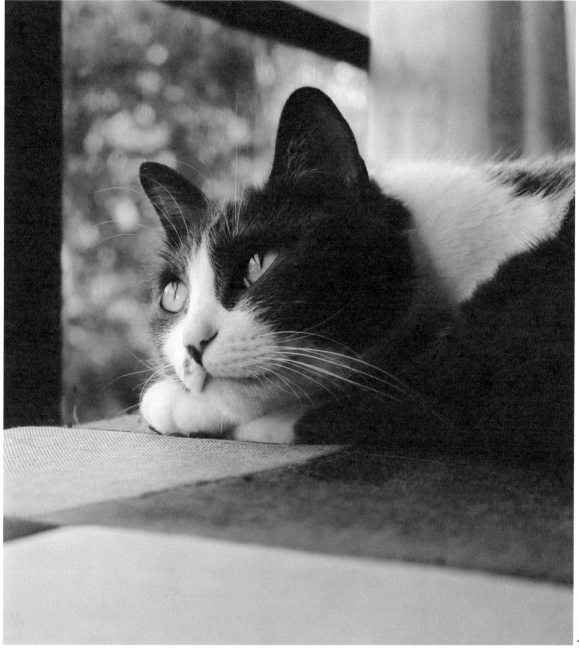

→ 答えは112ページ

03のヒント：窓から太陽の光が差しこんでいるものがあります。その周囲をよく見ましょう。

Q5 趣味はひなたぼっこ

ネコの健康にもひなたぼっこは欠かせません。左と右の写真を見くらべて、ちがっている部分をさがしてみましょう。

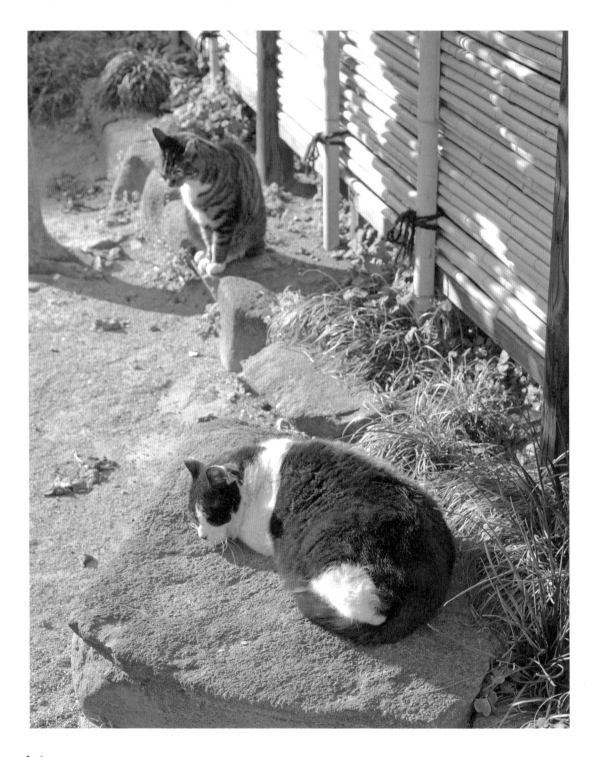

自律神経にいいことメモ

朝日を浴びてリズムを整える

朝日を浴びると体内時計がリセットされ、副交感神経から交感神経にスムーズに切り替わります。また、幸せホルモンの「セロトニン」も分泌されます。

1分間で見つけた数

✓　✓　✓　✓　✓

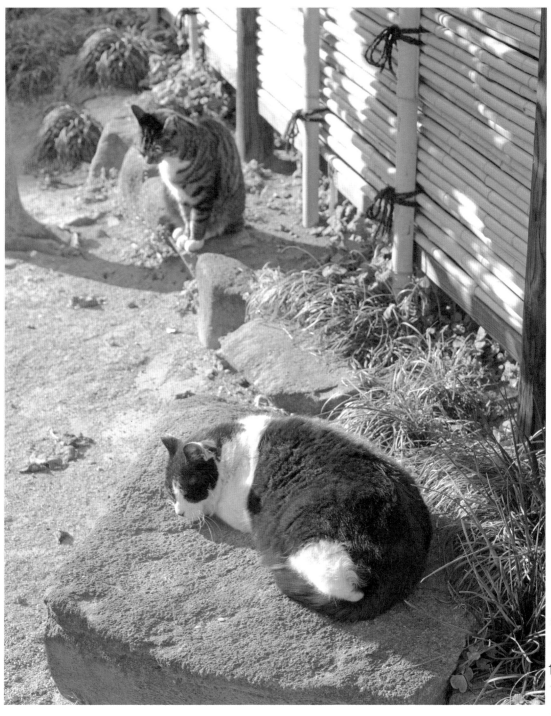

↓答えは113ページ

Q4のヒント：この写真の奥からこの下側のエリアの部分をよく見比べてみましょう。

19

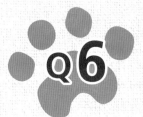

Q6 どちらが重いと思う?

片手に乗りそうなくらい小さくてキュート。左と右の写真
を見くらべて、ちがっている部分をさがしてみましょう。

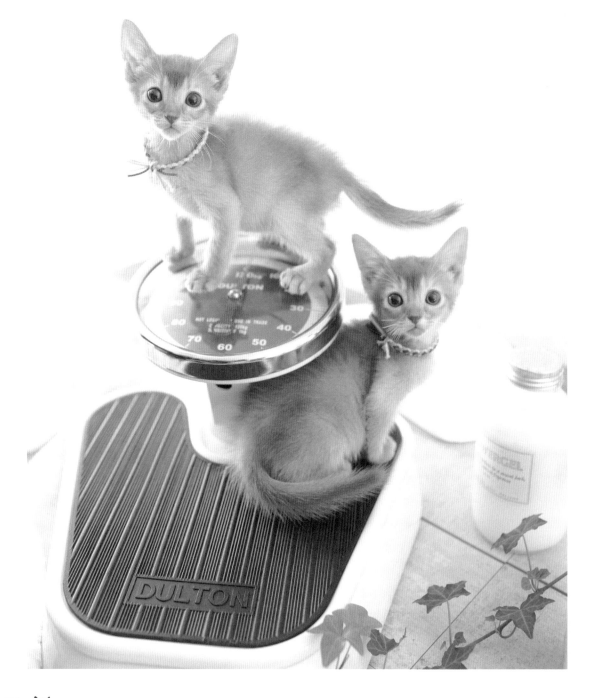

心身の乱れは数字に表れる

自分の体重を把握するのはとても大事なこと。朝、晩の1日2回体重計に乗れば、その日の腸内環境のコンディションをより細かくチェックできます。

1分間で見つけた数

✓ ✓ ✓ ✓ ✓

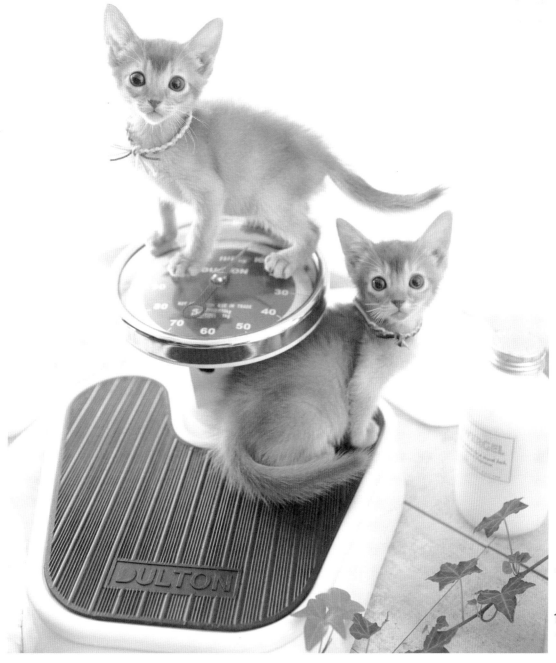

→答えは113ページ

05のヒント：よつ足の姉妹が、周りの方々の気配に気づくようです。

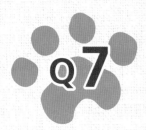

Q7 ジロジロ見ないでね

ネコはきれい好き。トイレも清潔第一で。左と右の写真を見くらべて、ちがっている部分をさがしてみましょう。

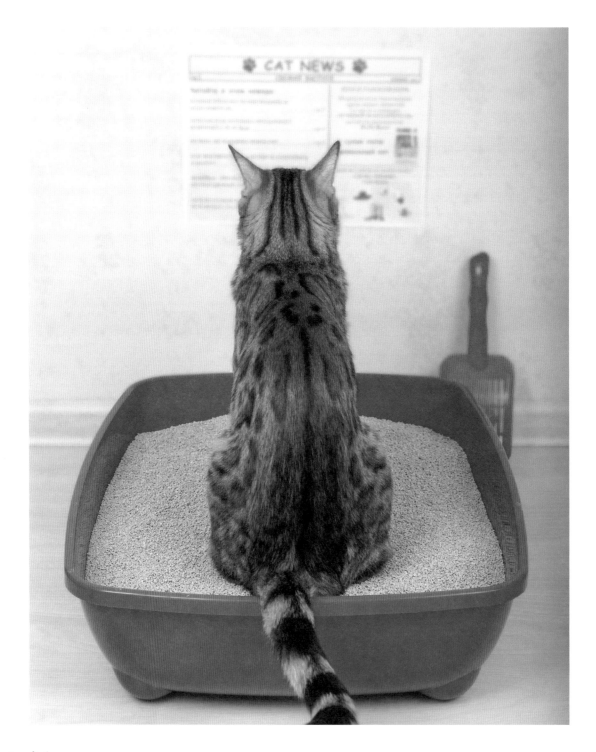

自律神経にいいことメモ

排便のリズムをつくる

腸の働き方から見て、朝食後に便意をもよおすのは自然のリズム。便意を感じなくても便座に座るのを習慣にすれば、便意が促され、排便のリズムがつくれます。

1分間で見つけた数

✓ ✓ ✓ ✓ ✓

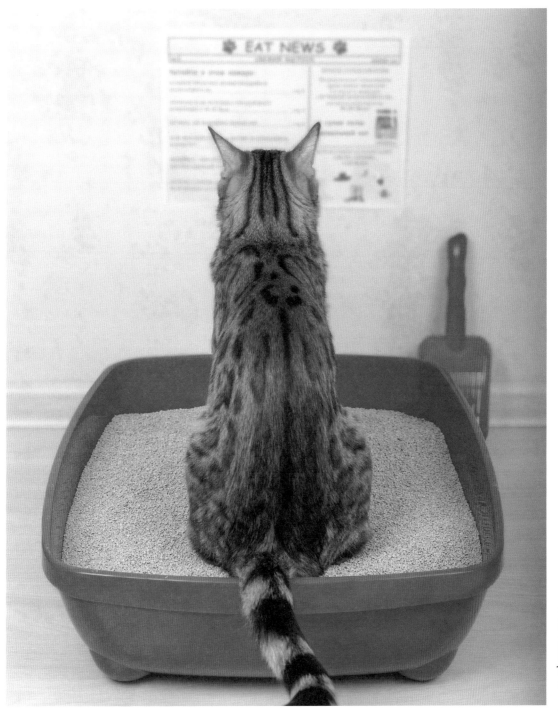

→ 答えは113ページ

Q6のヒント：ネコだけでなく、周りの本やラベルにも注目してみましょう。

Q8 この町はボクが守る

まちがい 5個

屋根の上が散歩コースなのでしょうか。左と右の写真を見くらべて、ちがっている部分をさがしてみましょう。

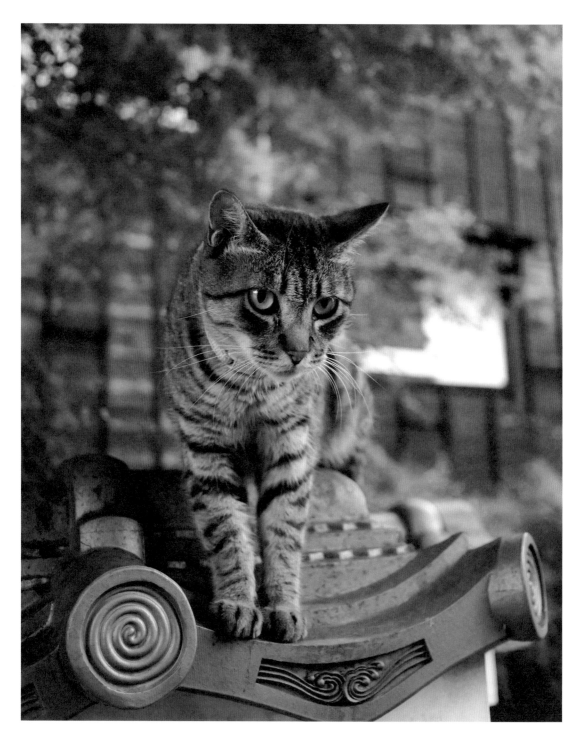

今日も見回りで
忙しいニャ

✓ ✓ ✓ ✓ ✓

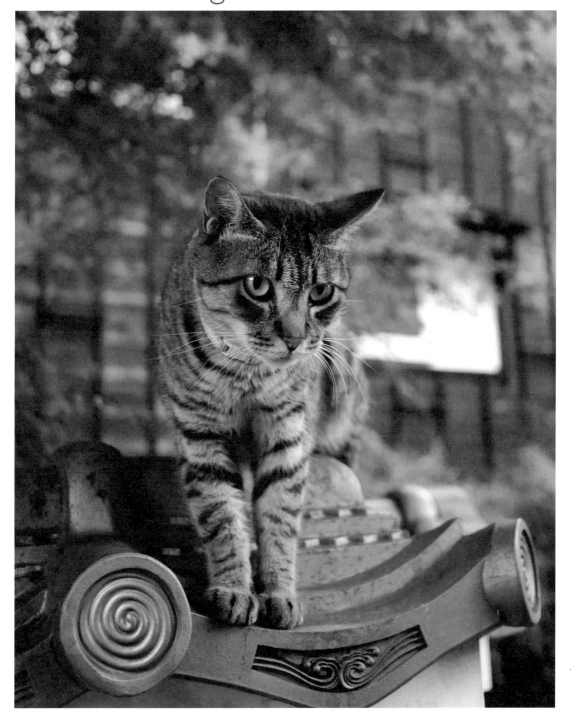

答えは113ページ

07のヒント：ポスターの文字にも注目。トイレの容器もよく見てみましょう。

Q9 う～ん、今日も絶好調！

ヨガのポーズでもおなじみのネコの伸び。左と右の写真を
見くらべて、ちがっている部分をさがしてみましょう。

まちがい
5個

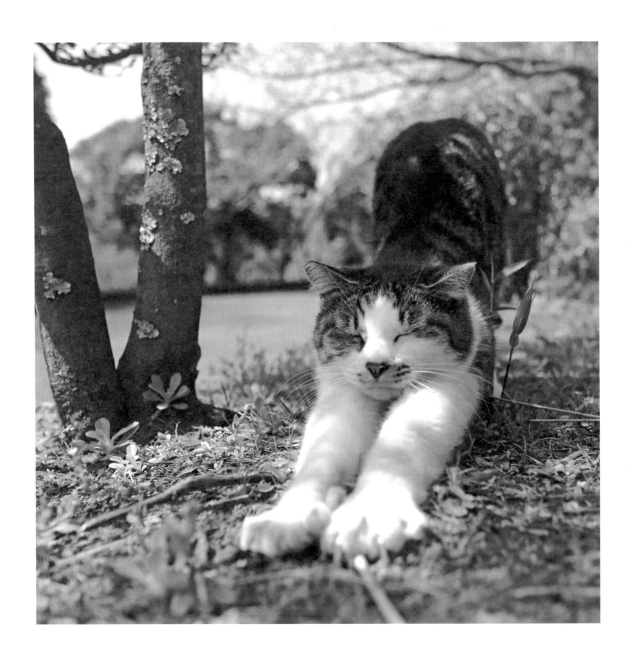

ストレッチで体をほぐす

1日中座りっぱなしでは血流が悪くなり健康上のリスクが高まります。すきま時間に簡単なストレッチをしましょう。交感神経の働きが落ち着きます。

1分間で見つけた数

✓ ✓ ✓ ✓ ✓

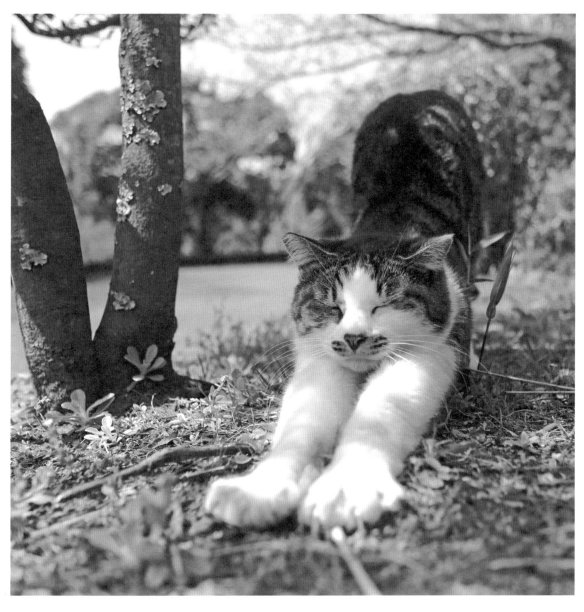

➡ 答えは114ページ

Q8のヒント：耳の細かい部分を観察してみてください。互いに3個所ありです。

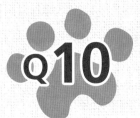

モフモフのやつはだいたい友達

まちがい
5個

見回りも兼ねてお友達とお散歩かな？ 左と右の写真を見くらべて、ちがっている部分をさがしてみましょう。

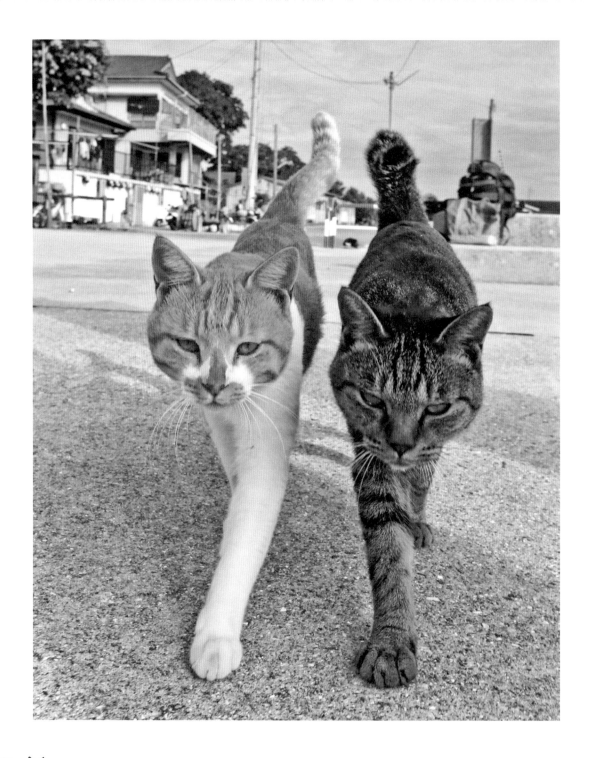

自律神経にいいことメモ

散歩から1日をスタート

歩くことは程よい運動になり、血流がアップします。
早朝、散歩をしているうちに自律神経がスムーズに切
り替わり、体内のリズムが整ってきます。

1分間で見つけた数

✓ ✓ ✓ ✓ ✓

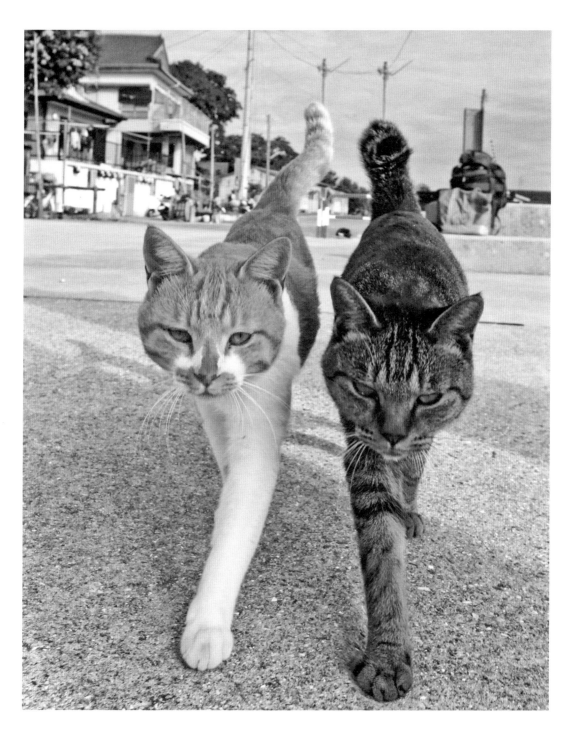

↓
答えは
114
ページ

09のヒント：2匹の体の細かい部分や、周りの景色の車などにも目を向けてください。

29

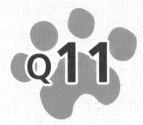

Q11 じっくり味わう派

まちがい
5個

蛇口から出る水が好きなネコは多いです。左と右の写真を
見くらべて、ちがっている部分をさがしてみましょう。

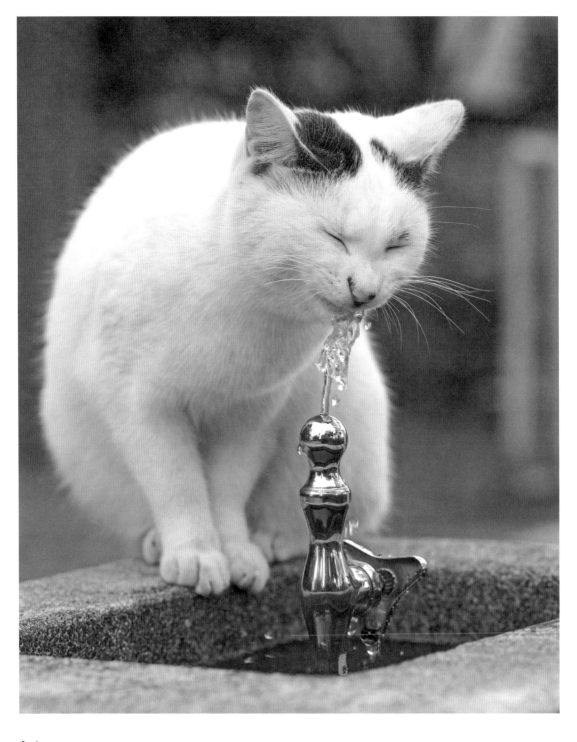

1日に1.5リットルの水を飲む

水は自律神経のバランスに影響します。水をこまめに
しっかり飲んでいる人ほど、副交感神経の働きが高い
場合が多いです。1日1.5リットルが目安です。

1分間で見つけた数

✓ ✓ ✓ ✓ ✓

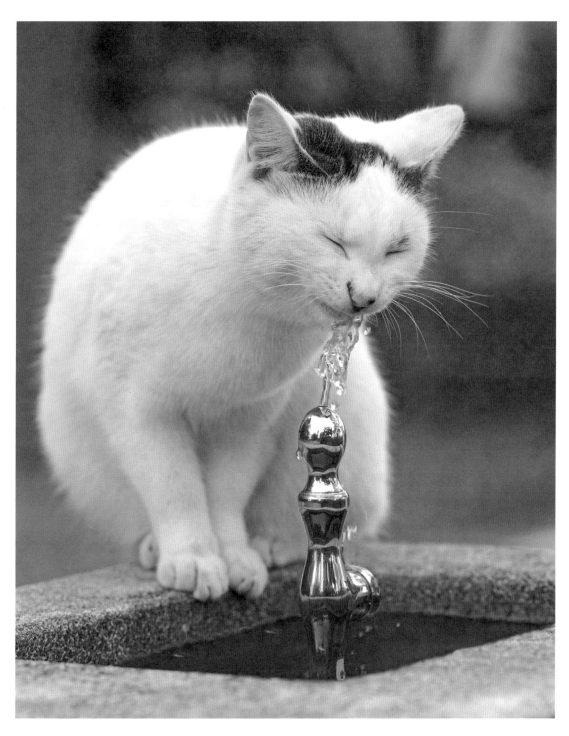

➡ 答えは114ページ

Q10のヒント：よこの体が、当色の建物に与息してみましょう。

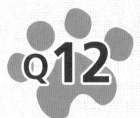

Q12 枝のフィット感がgood

木の上で休憩中。何を見ているのでしょうか。左と右の写真を見くらべて、ちがっている部分をさがしてみましょう。

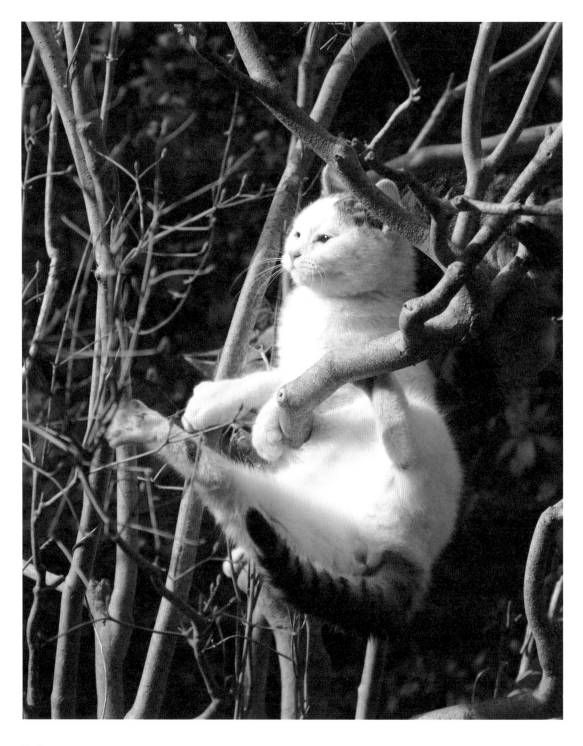

見晴らしが良くて
サイコ～

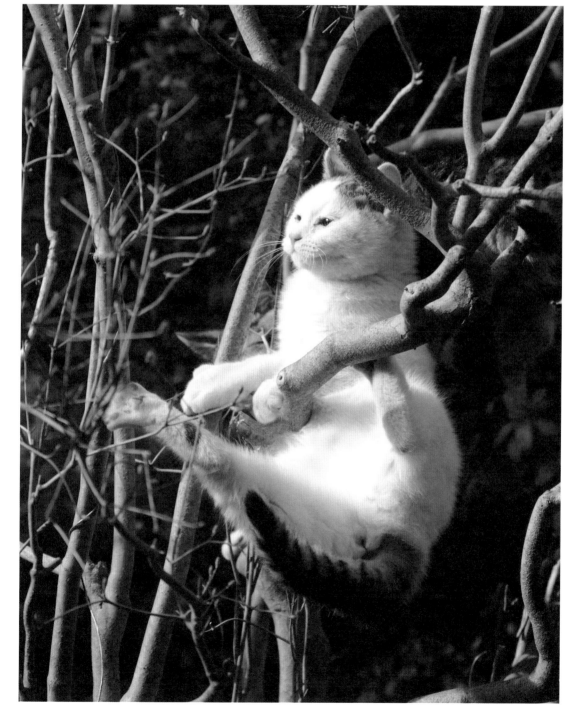

➡ 答えは114ページ

Q11のヒント：ぼやけた輪郭を確認を。「氷」の周りがよく見てみましょう。

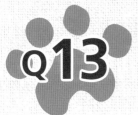

Q13 寒いなら抱っこする？

あたたかいコーヒーとネコでホカホカに。左と右の写真を
見くらべて、ちがっている部分をさがしてみましょう。

まちがい
5個

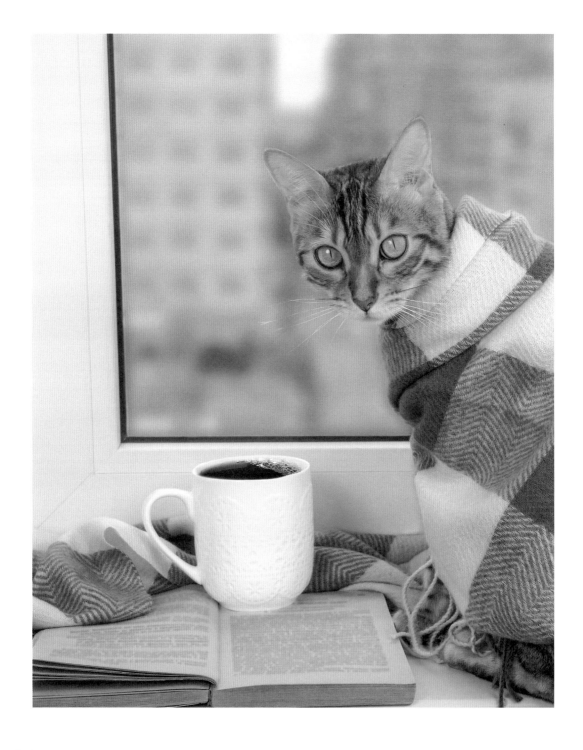

ホットコーヒーで血流アップ

コーヒーに含まれるカフェインが、自律神経の働きを
活性化しストレスを解消してくれます。また、コーヒー
には抗酸化作用や血流を良くする効果もあります。

1分間で見つけた数

✓　✓　✓　✓　✓

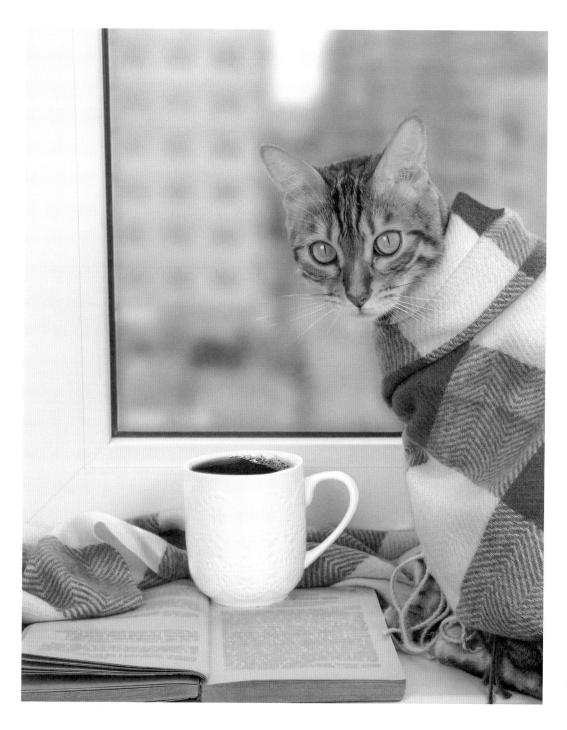

↓
答えは
115
ペ
ー
ジ

Q12のヒント：猫の視分に4箇所隠れています。防寒関係と入念に首しましょう。

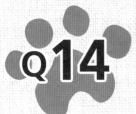

Q14 看板ネコは忙しいニャ

茶トラのネコがお茶屋でおもてなし。左と右の写真を見く
らべて、ちがっている部分をさがしてみましょう。

まちがい
5個

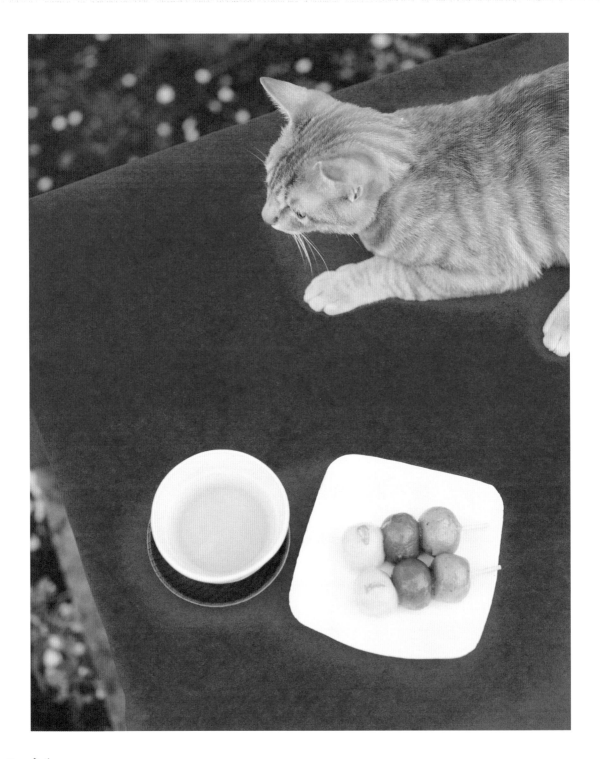

自律神経にいいことメモ

緑茶でボケ防止

緑茶に含まれる「テアニン」というアミノ酸が、脳に作用し、さまざまな「不快感」を解消してくれます。「認知機能の低下」を防ぐ働きもあります。

1分間で見つけた数

✓ ✓ ✓ ✓ ✓

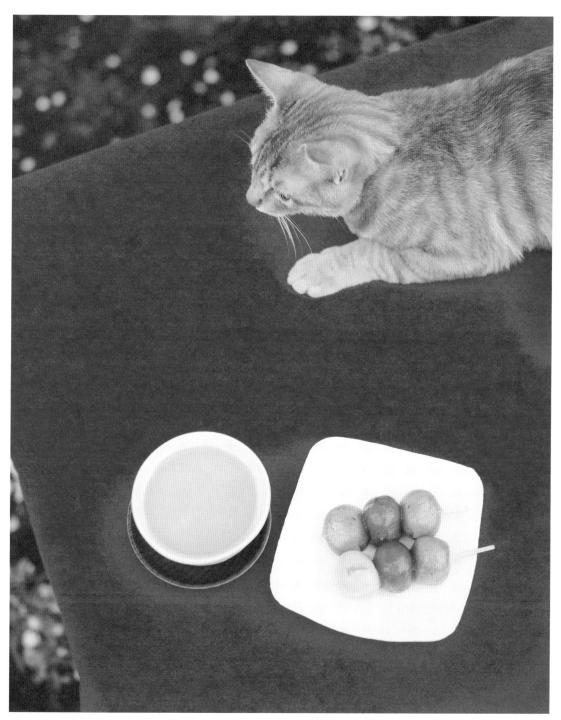

→答えは115ページ

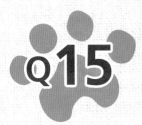

Q15 どんな壁も乗りこえる!

プロのクライマー顔負けの腕前です。左と右の写真を見く
らべて、ちがっている部分をさがしてみましょう。

まちがい
5個

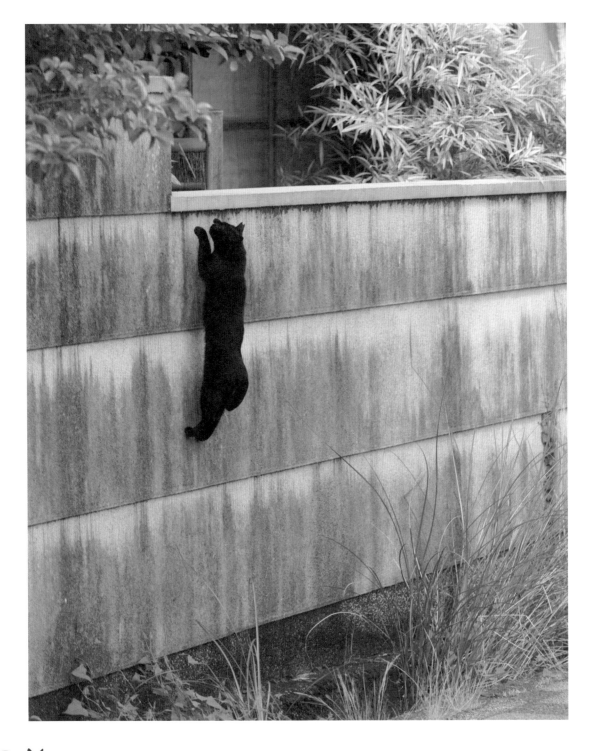

壁の向こうに
何があるんだろう？

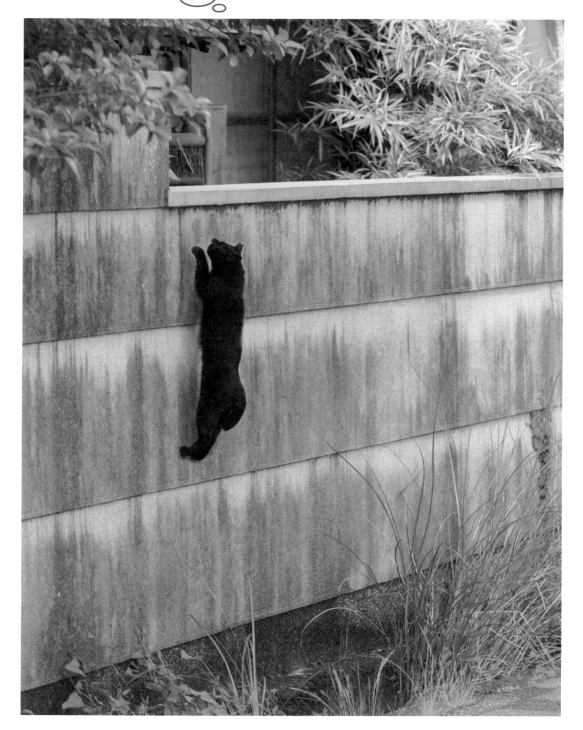

→ 答えは115ページ

Q14のヒント：メスが何匹かの下の半分い動物も、それを首くらべてみましょう。

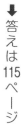

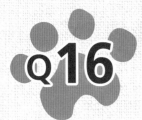
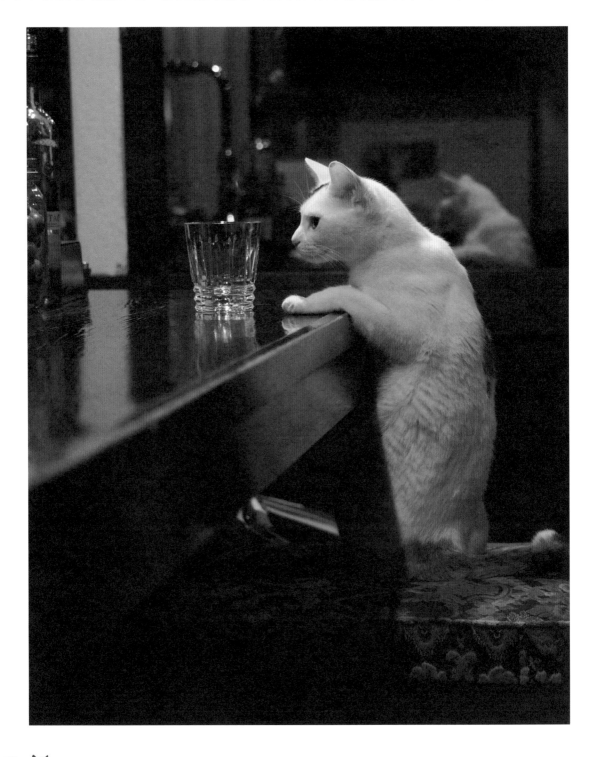

自律神経にいいことメモ

お酒を飲むなら水も飲む

アルコールのダメージを最小限にするために、酒1杯に対して、水1杯の割合で飲みましょう。アルコールによる脱水状態と消化器の麻痺を防ぐことができます。

1分間で見つけた数

✓ ✓ ✓ ✓ ✓

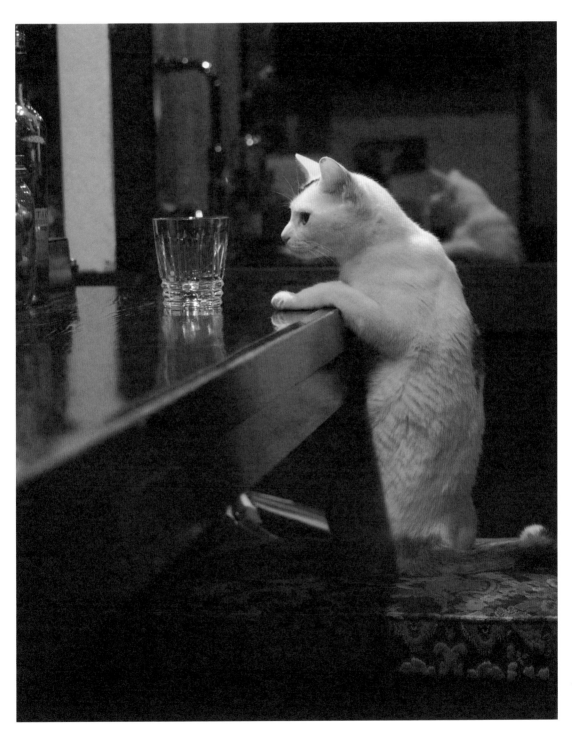

→ 答えは115ページ

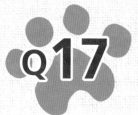

今日もカリカリか……

まちがい **5**個

グルメなネコは食にもこだわりがあります。左と右の写真を見くらべて、ちがっている部分をさがしてみましょう。

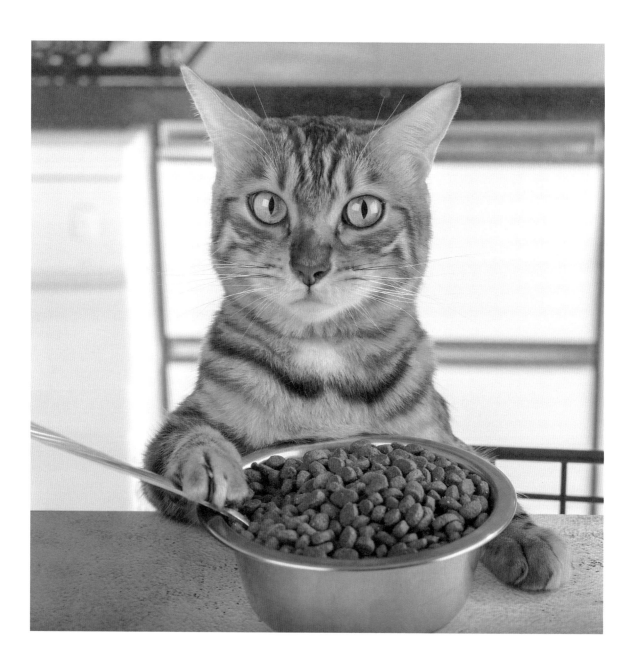

自律神経にいいことメモ

食事はゆっくりよく噛む

早食いは「大食い」「ドカ食い」のもとで、肥満、メタボにつながります。副交感神経の働きを活性化させるためにも、ゆっくりよく噛んで食べましょう。

1分間で見つけた数

✓ ✓ ✓ ✓ ✓

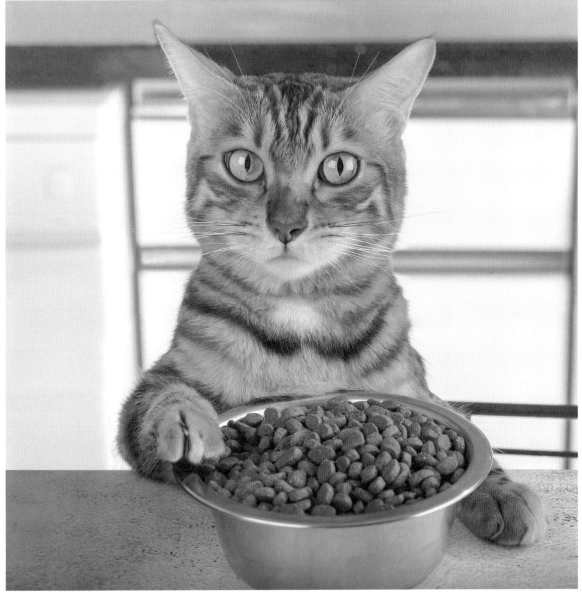

Q16のヒント：グラスの後ろ側の枝葉がポイントをじっくり確認してみてください。

答えは116ページ

43

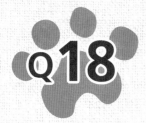

Q18 この味やめられない！

ネコのペロペロはずっと見ていられます。左と右の写真を
見くらべて、ちがっている部分をさがしてみましょう。

まちがい
5個

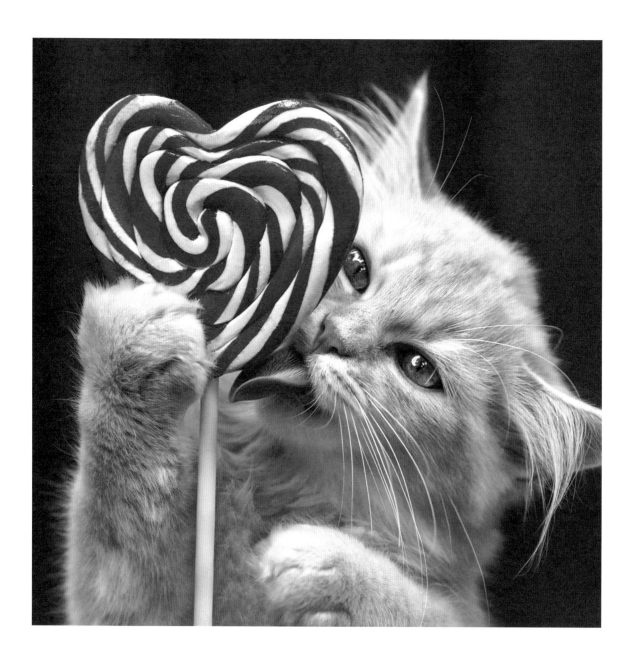

自律神経にいいことメモ

好きなものを食べる日を設ける

ダイエット中でも、1〜2週間に1度は、思いきり好きなものを楽しむ「ブレイクする日」をつくるのがおすすめ。ストレスフリーは自律神経を安定させます。

1分間で見つけた数

✓ ✓ ✓ ✓ ✓

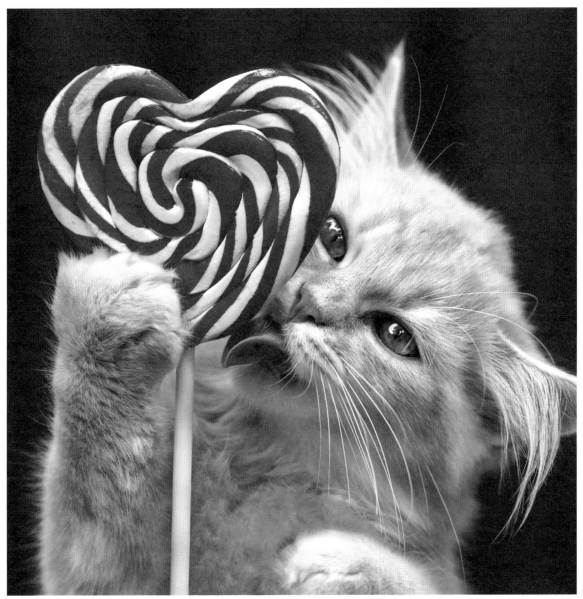

↓
答えは
116
ペ
ー
ジ

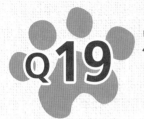

Q19 ボクは神社の招きネコ

ネコって神社の雰囲気に合いますよね。左と右の写真を見くらべて、ちがっている部分をさがしてみましょう。

まちがい **5**個

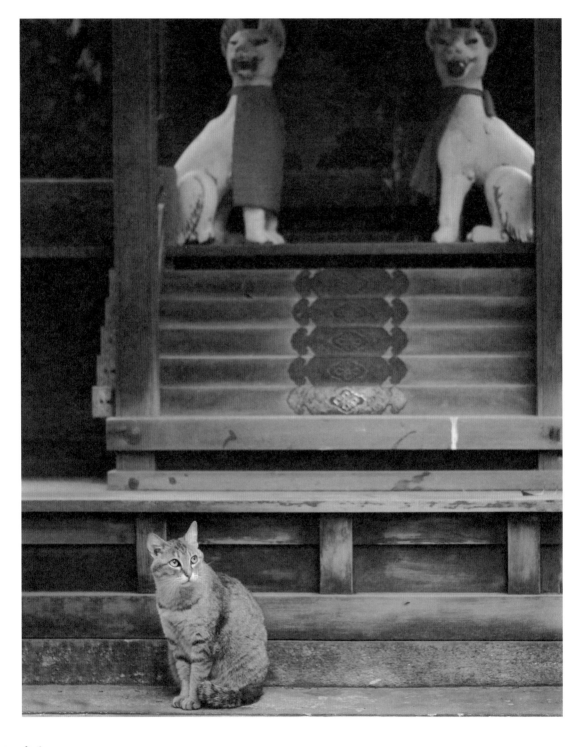

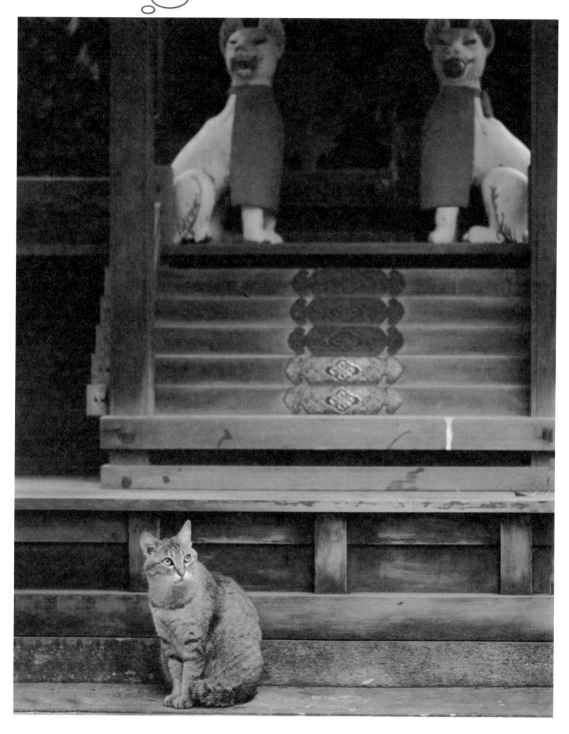

答えは116ページ

018のヒント：キャンディの模様をよく覚えておきましょう。エプロンの柄にも注目です。

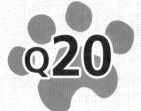

やっちまったニャ

こぼしてもペロペロすれば大丈夫。左と右の写真を見くらべて、ちがっている部分をさがしてみましょう。

まちがい
5個

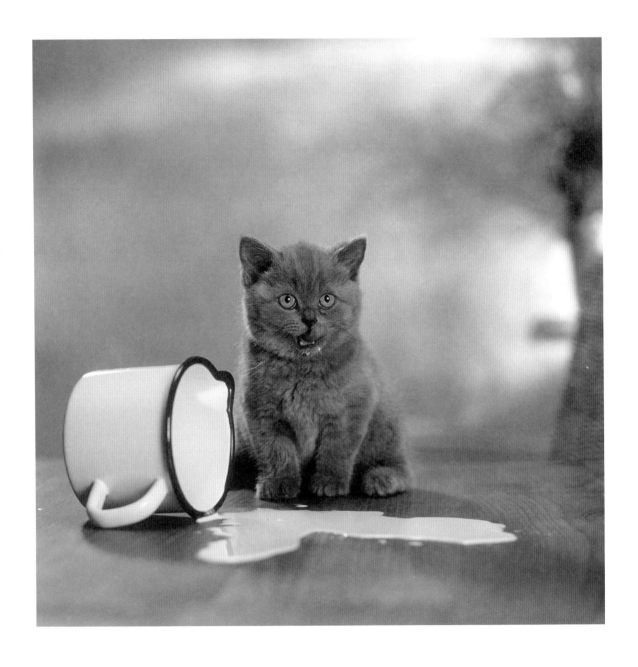

カルシウムは興奮を抑える

イライラした状態が続くと、交感神経が優位になり血流が悪くなります。カルシウムは骨をつくる主成分ですが、交感神経の働きを抑える作用もあります。

1分間で見つけた数

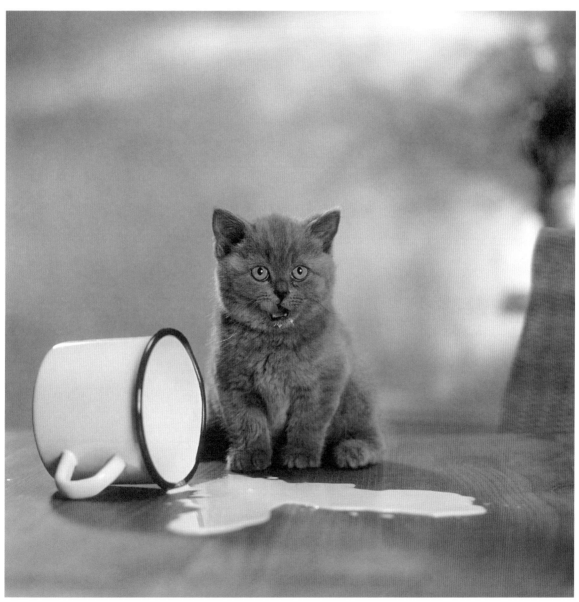

→ 答えは116ページ

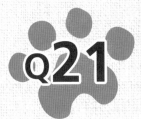

Q21 そこにいるのは誰ニャ!?

まちがい **5** 個

自分にそっくりなやつがいる！ 左と右の写真を見くらべて、ちがっている部分をさがしてみましょう。

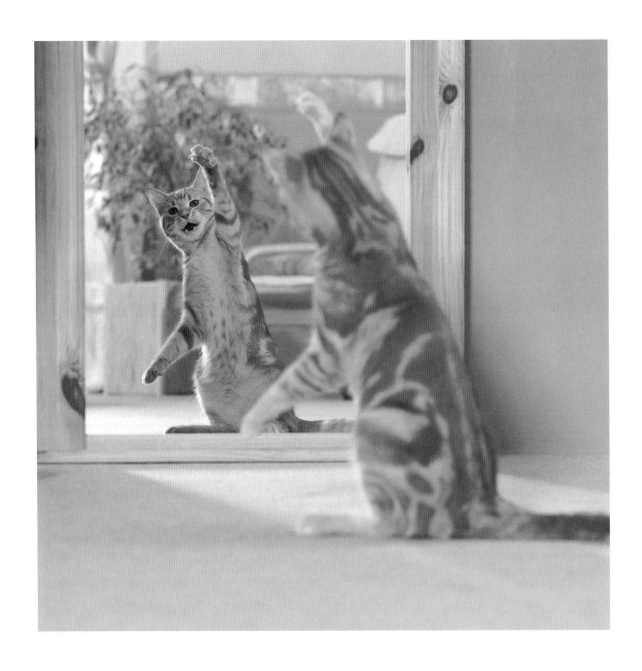

鏡に向かって笑顔をつくる

笑うと幸せホルモンの「セロトニン」の分泌が増加し、ストレスが軽減されます。朝起きたときや出かける前に、鏡に向かって笑うことを習慣にしましょう。

1分間で見つけた数

✓ ✓ ✓ ✓ ✓

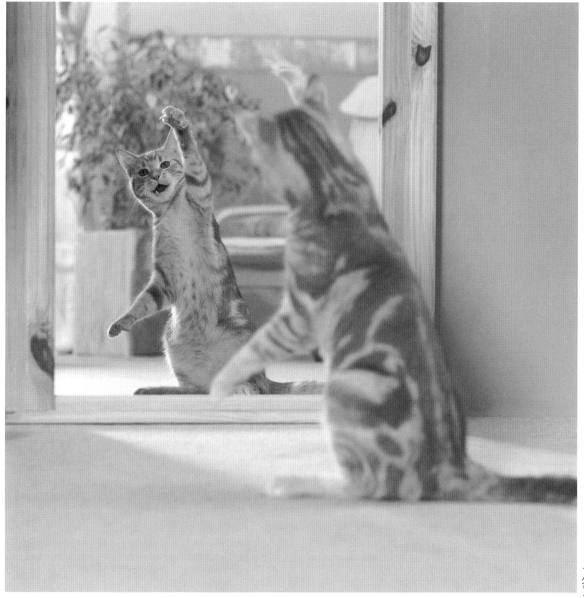

→答えは117ページ

Q20のヒント：ぼたんこのまちがいやちがいが5個分にあります。服装にも1個所あります。

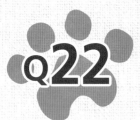

Q22 たまには自然もいいね

最近はネコとキャンプに行く人もいるとか。左と右の写真を見くらべて、ちがっている部分をさがしてみましょう。

まちがい
5個

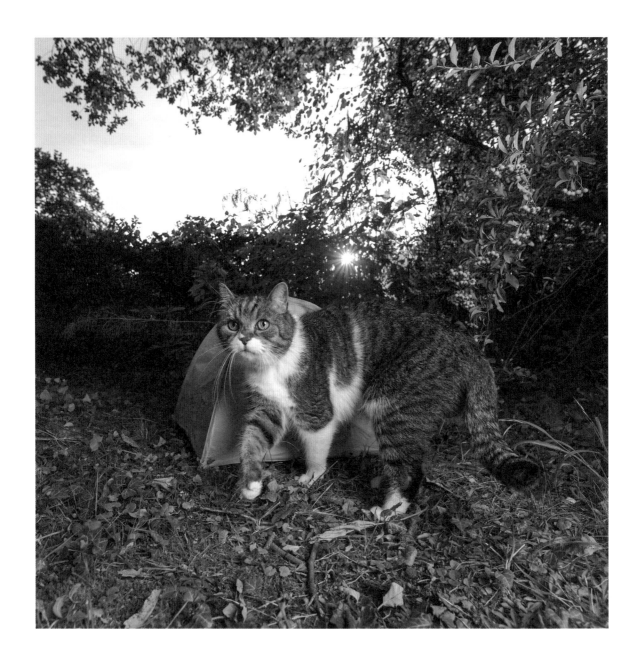

自律神経にいいことメモ

自然のなかで五感を刺激する

たまには自然のなかに身を置いて、ストレスによって
乱れた自律神経を整えましょう。頭で考えることをや
め、五感を刺激すればリフレッシュできます。

1分間で見つけた数

✓ ✓ ✓ ✓ ✓

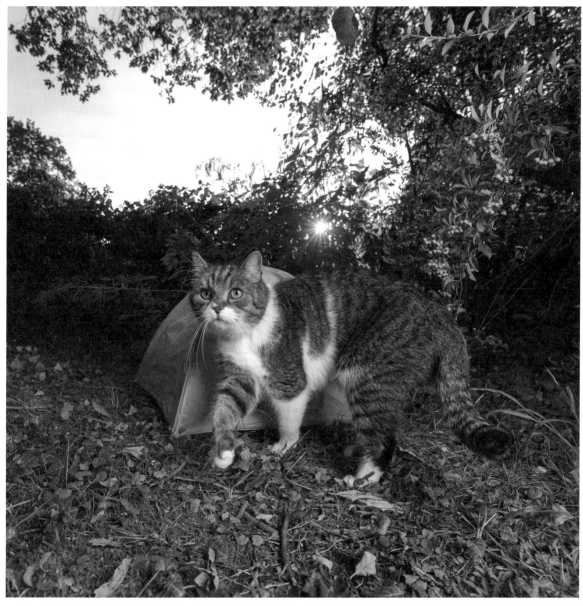

→答えは117ページ

Q21のヒント：葉の外がわのように注目してみましょう。本体も番号エリアです。

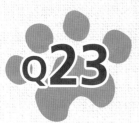

忍法隠れ身の術！

背景に溶け込んでまったりしているネコ。左と右の写真を
見くらべて、ちがっている部分をさがしてみましょう。

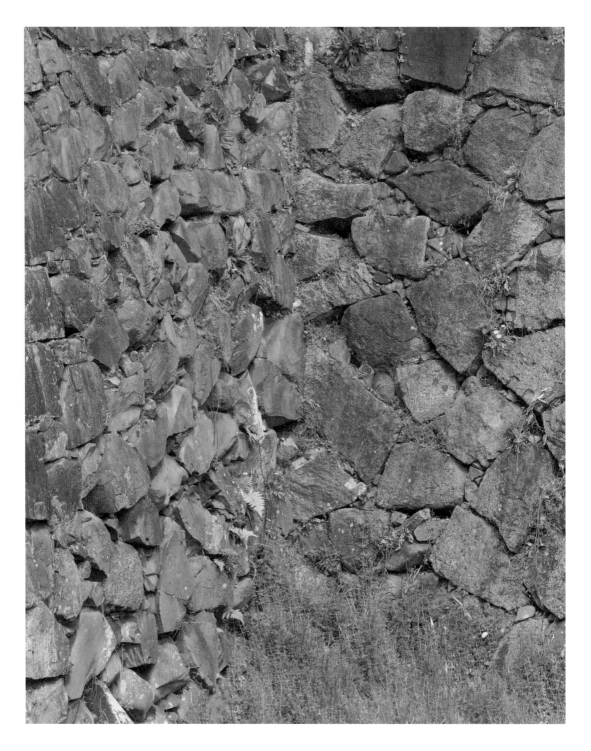

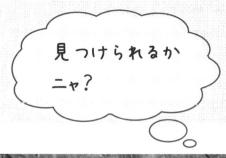

見つけられるか
ニャ？

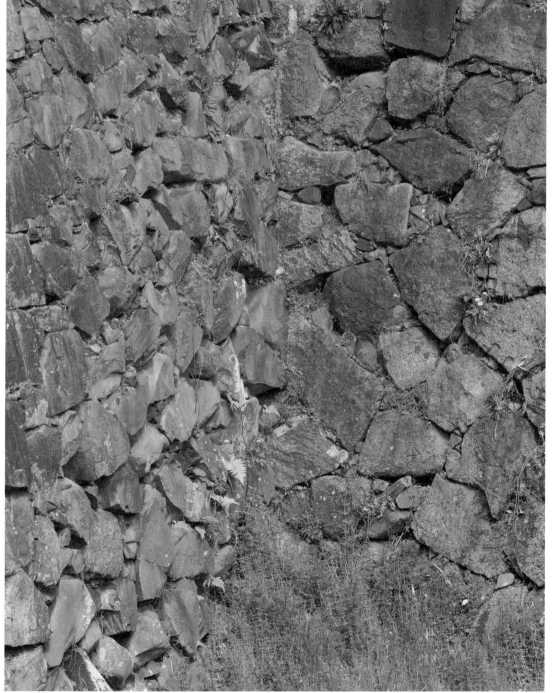

答えは117ページ

022のヒント：奈良のお城の石垣は美しいことで有名ですが、５つの岩石から木の実を狙う鳥が〈ねて〈るようです。

Q24 クンクン

おいしそうな匂いがしたのかも。左と右の写真を見くらべ
て、ちがっている部分をさがしてみましょう。

まちがい
5個

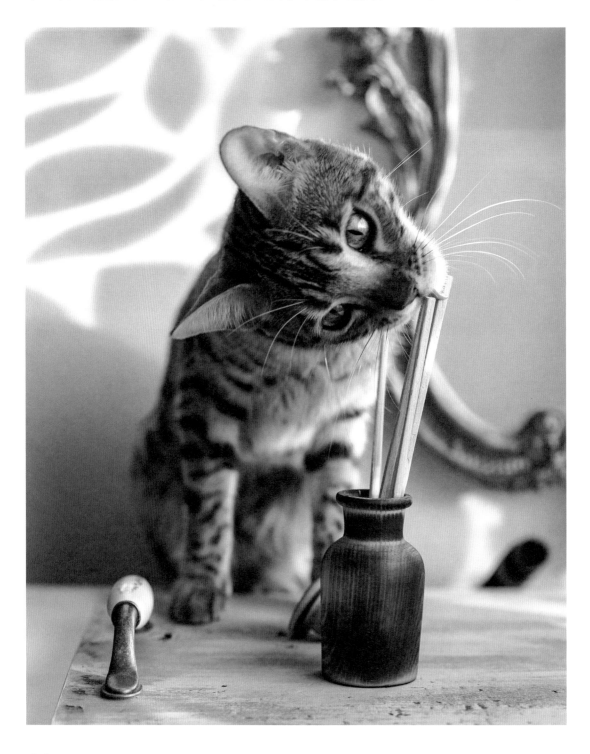

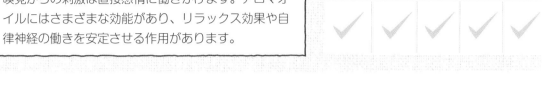

自律神経にいいことメモ

アロマセラピーでリラックス
嗅覚からの刺激は直接感情に働きかけます。アロマオイルにはさまざまな効能があり、リラックス効果や自律神経の働きを安定させる作用があります。

1分間で見つけた数
✓ ✓ ✓ ✓ ✓

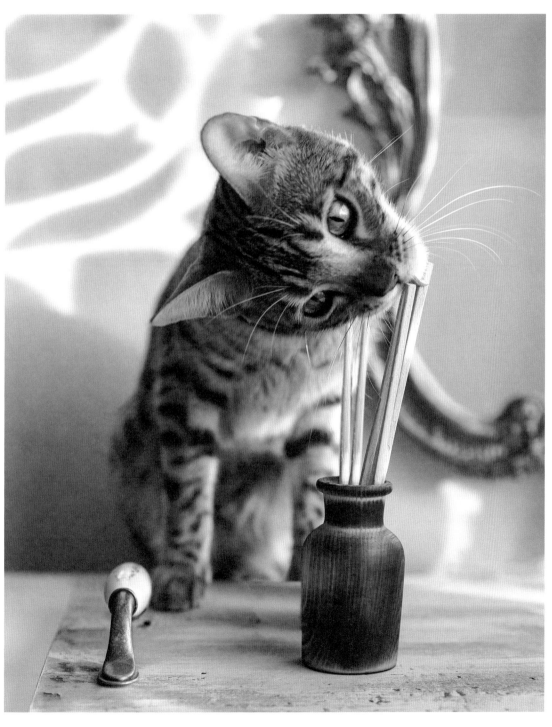

→ 答えは117ページ

Q23 のヒント：右にかわいい猫様が1個あります。ねこちゃんのお尻も注目して探してくださいね。

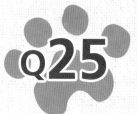

Q25 お風呂、がんばるよ

普段は毛づくろいだけで十分だそう。左と右の写真を見く
らべて、ちがっている部分をさがしてみましょう。

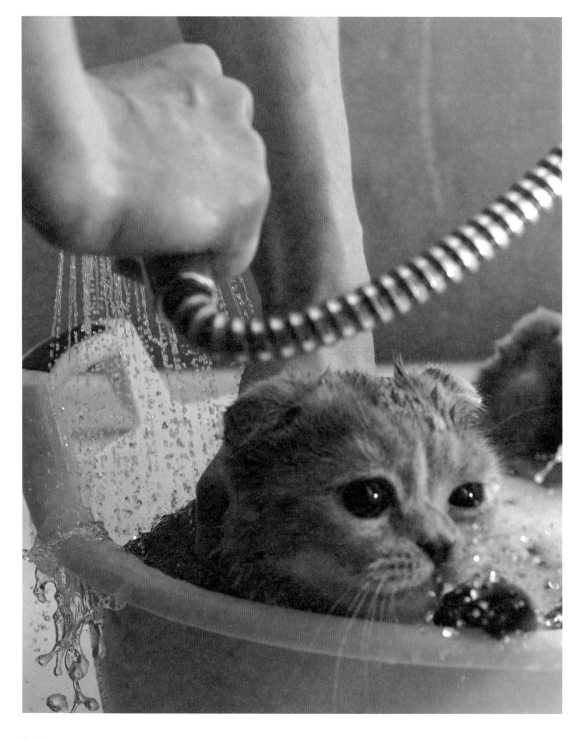

自律神経にいいことメモ

ぬるめの入浴で腸を温める

腸の働きを整えるためには、39〜40℃のちょっとぬ
るめのお湯に15分漬かるのが理想です。体の深部温
度を適温に保って、心地よい睡眠に移行できます。

1分間で見つけた数

✓ ✓ ✓ ✓ ✓

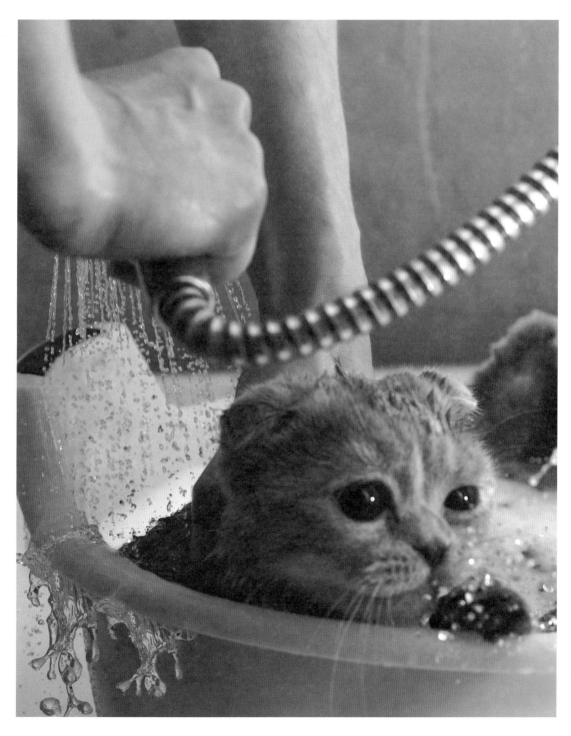

→答えは118ページ

Q24のヒント：手前に写りこんだものから奥のその他関係をそれぞれよく見てみましょう。

59

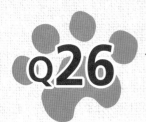

Q26 ボクは売りものじゃないよ

まちがい
5個

箱があると入りたくなるのがネコというもの。左と右の写真を見くらべて、ちがっている部分をさがしてみましょう。

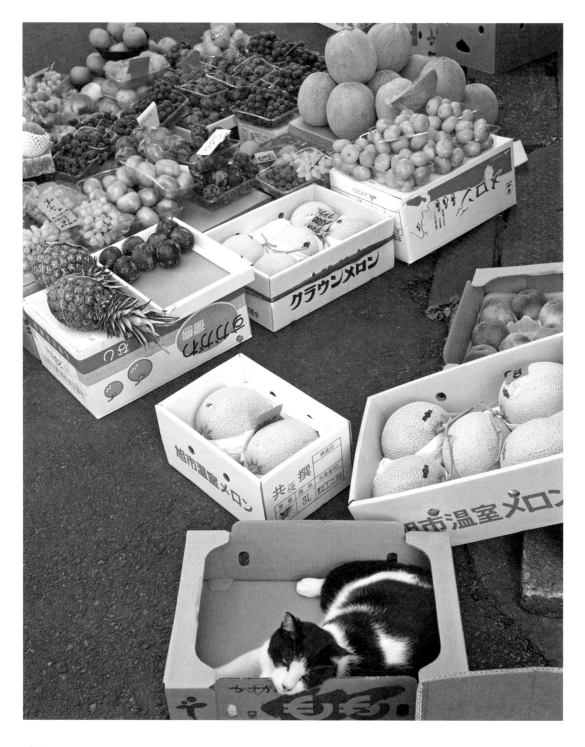

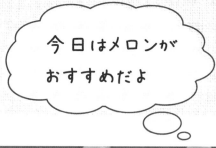

今日はメロンが
おすすめだよ

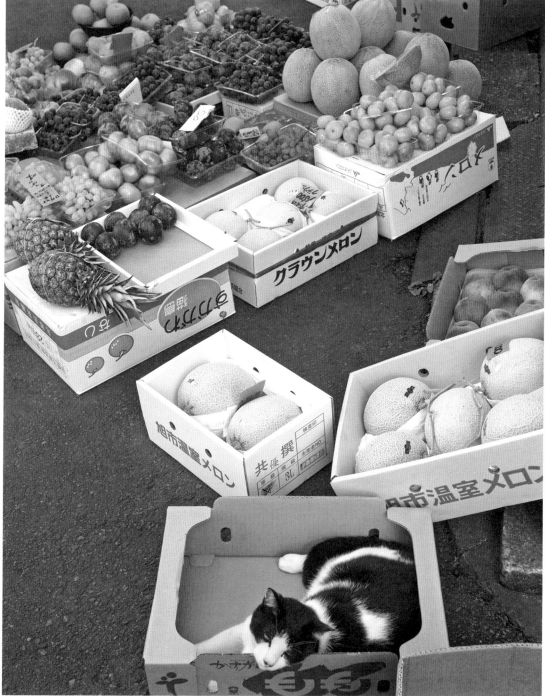

➡ 答えは118ページ

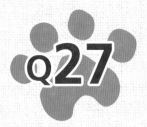

これ見たら寝るってば

そのまま寝落ちしないように気をつけて。左と右の写真を
見くらべて、ちがっている部分をさがしてみましょう。

まちがい
5個

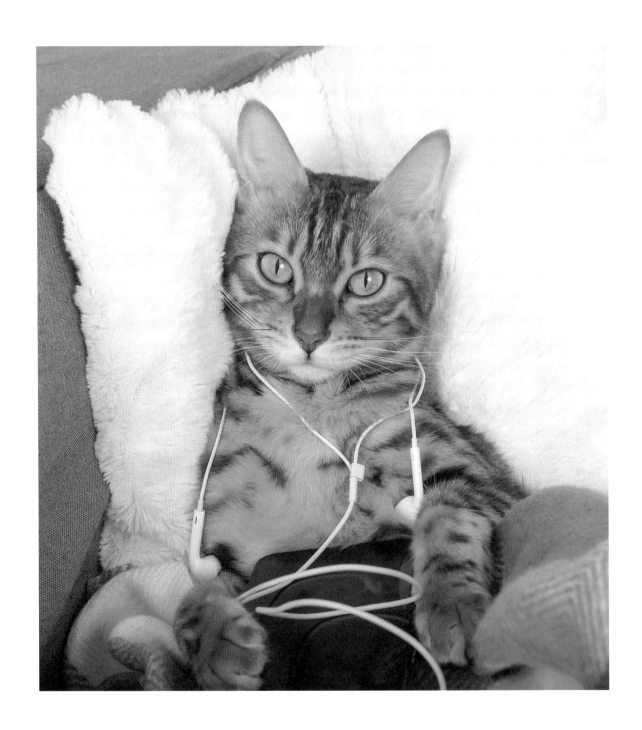

寝る前の刺激を減らす

夕食後の3時間は質の高い睡眠のためのゴールデンタイム。脳に刺激を与えて交感神経の働きを活発にするスマホやパソコンのディスプレイを見るのは避けましょう。

1分間で見つけた数

✓ ✓ ✓ ✓ ✓

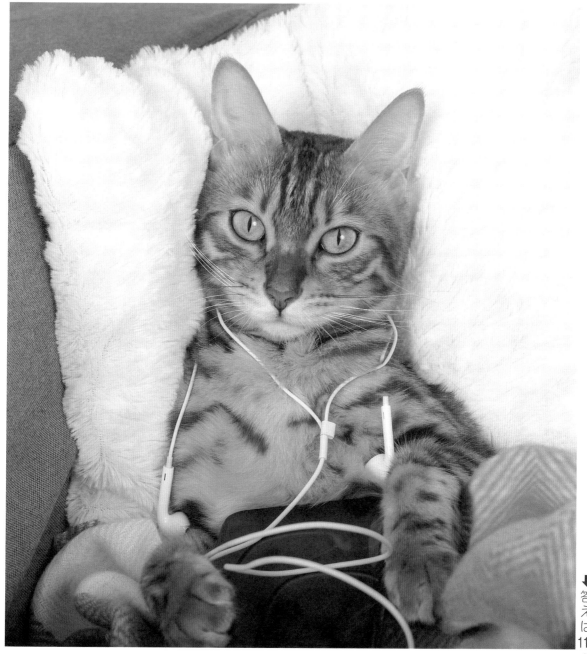

→ 答えは118ページ

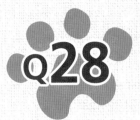
思わず立ち上がるほど室内が気になる様子。左と右の写真
を見くらべて、ちがっている部分をさがしてみましょう。

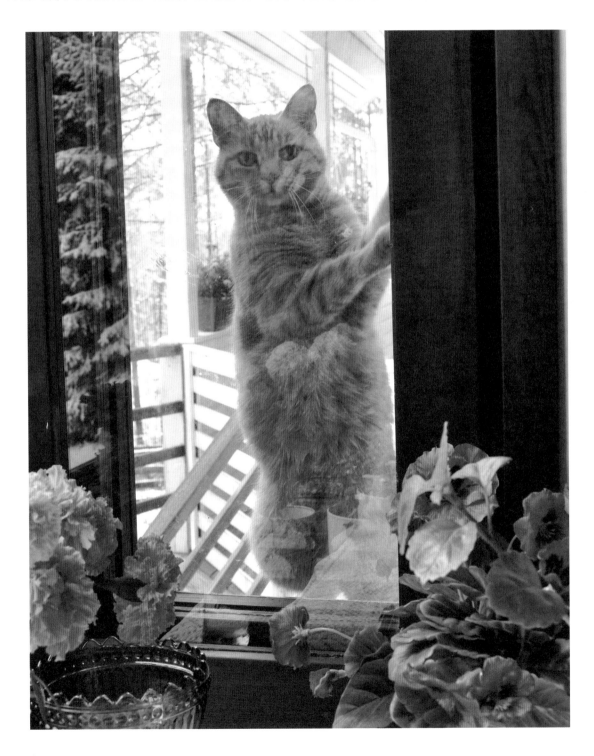

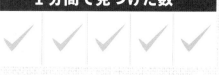

自律神経にいいことメモ

座るより立つ

人は座っていると老化が進み、免疫力も落ちます。休憩時にはちょっとした運動をすると良いでしょう。「座るより立つ、立つより動く」を習慣に。

1分間で見つけた数

✓ ✓ ✓ ✓ ✓

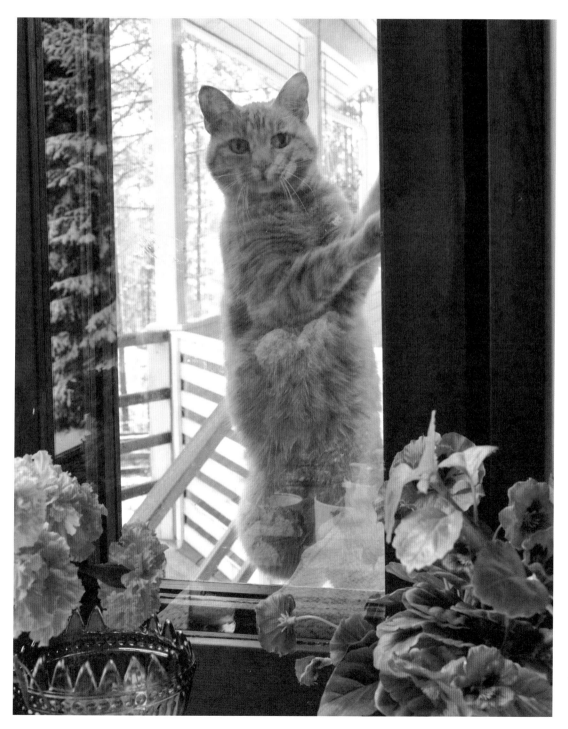

→ 答えは118ページ

027のヒント：イチョウの花が、背番の色や毛布、スダれにも注目してみましょう。

Q29 わたし、ネコサンド

寒いとあたたかなところに入りたくなります。左と右の写真を見くらべて、ちがっている部分をさがしてみましょう。

まちがい
5個

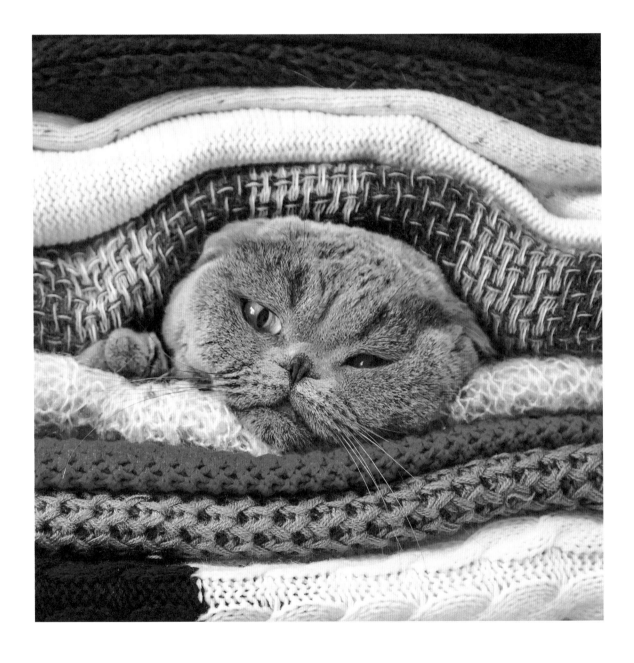

「たんすの肥やし」を整理する

ものが多いと落ち着きません。雑然としたクローゼットのなかの「たんすの肥やし」がストレスの原因になることも。年に一度、ワードローブを見直しましょう。

✓ ✓ ✓ ✓ ✓

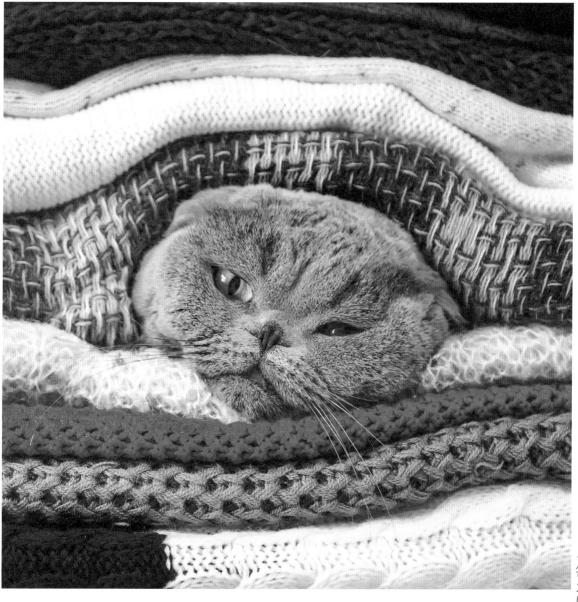

→答えは119ページ

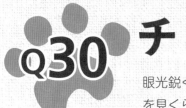
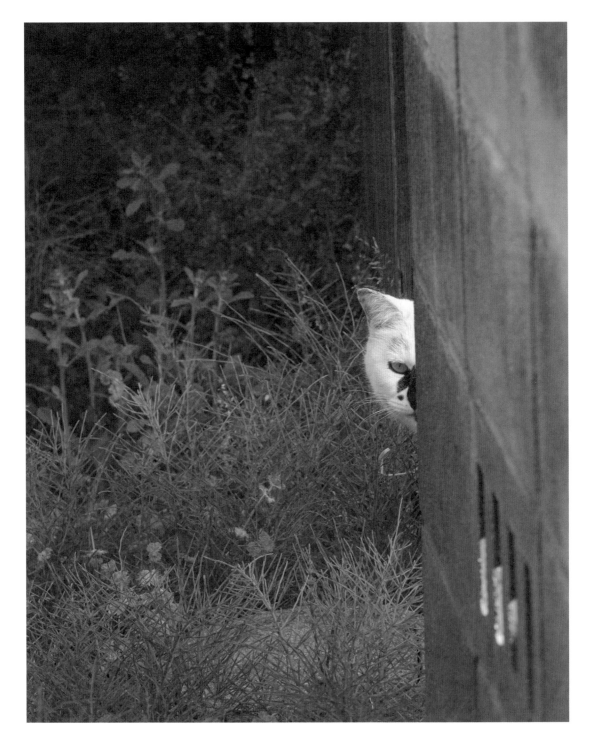

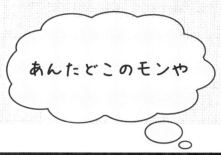

あんたどこのモンや

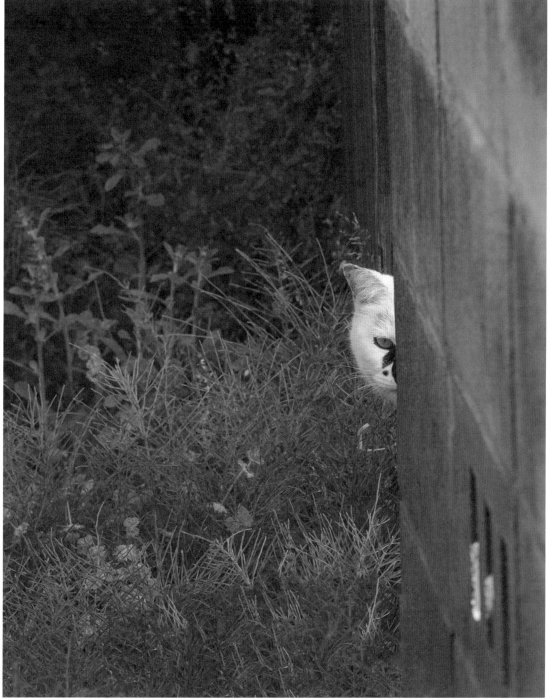

➡ 答えは119ページ

Q31 ボクにもお仕事ください

まちがい
5個

今日は何のお仕事をするのでしょうか。左と右の写真を見
くらべて、ちがっている部分をさがしてみましょう。

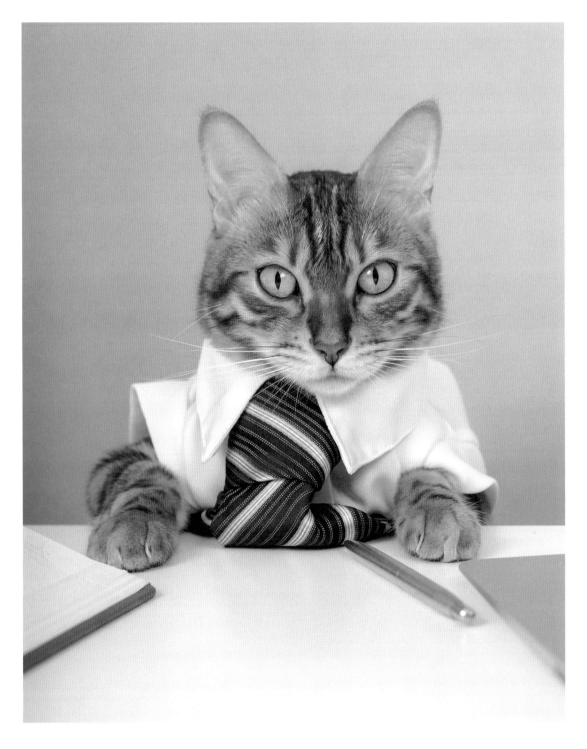

仕事用の服のマイルール

リーズナブルなスーツとワイシャツを1年間で使い切ることで、コーディネートの悩みから解放されストレスが軽減します。必要以上のものは買いません。

1分間で見つけた数

✓ ✓ ✓ ✓ ✓

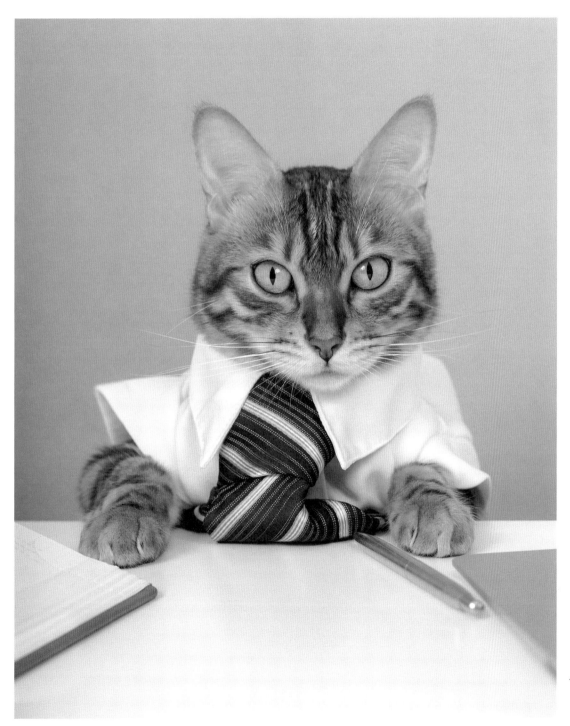

➡ 答えは119ページ

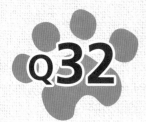

Q32 中身より袋ちょうだい

かわいいネコグッズの買いすぎに注意。左と右の写真を見
くらべて、ちがっている部分をさがしてみましょう。

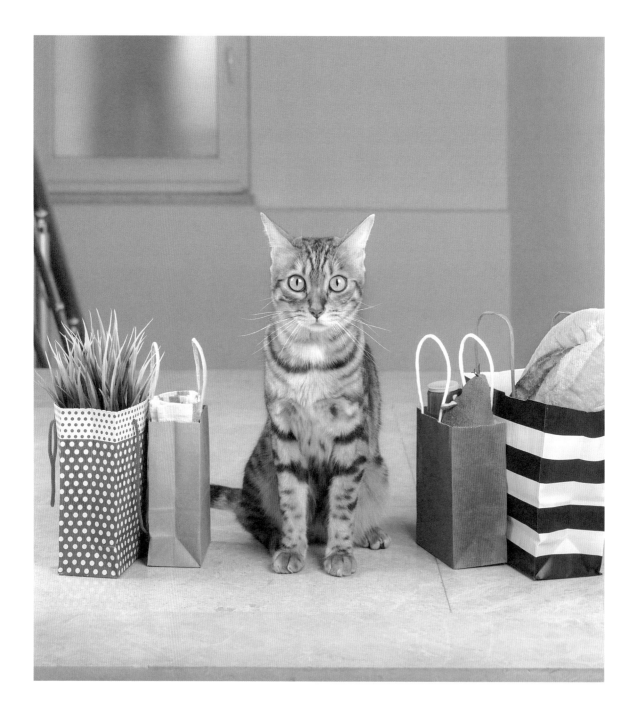

自律神経にいいことメモ

衝動買いは自律神経を乱す

無駄な消費をすると自律神経が乱れます。衝動買いをして、気持ちが高揚し交感神経が一気に高まると、逆に副交感神経の働きがガクンと落ちるからです。

1分間で見つけた数

✓ ✓ ✓ ✓ ✓

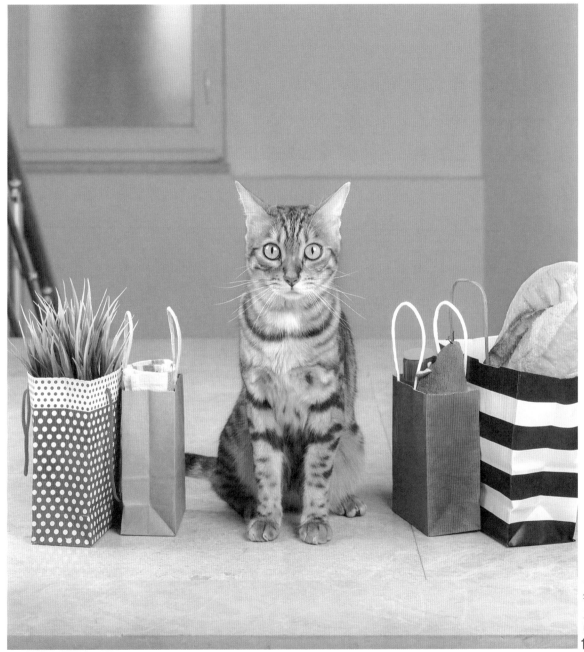

↓答えは119ページ

031のヒント：よこの線の下で左右に移動してみましょう。バーツの大きさをよく見て。

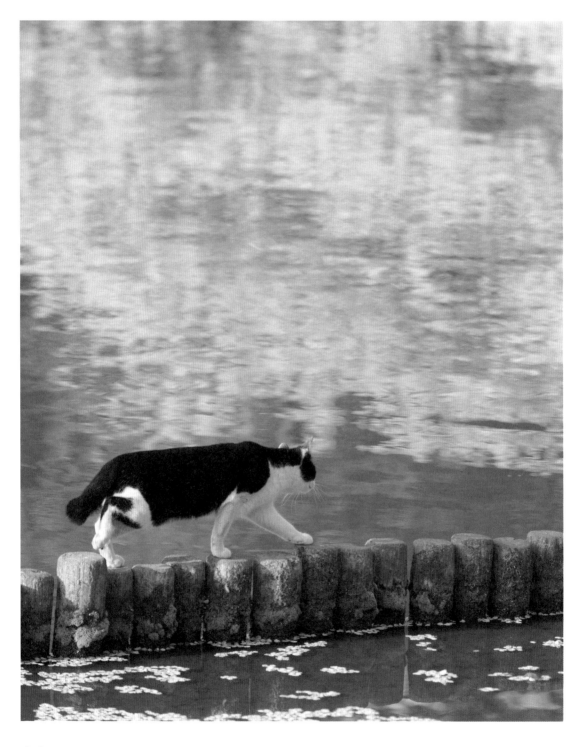

Q33 細い道も余裕〜♪

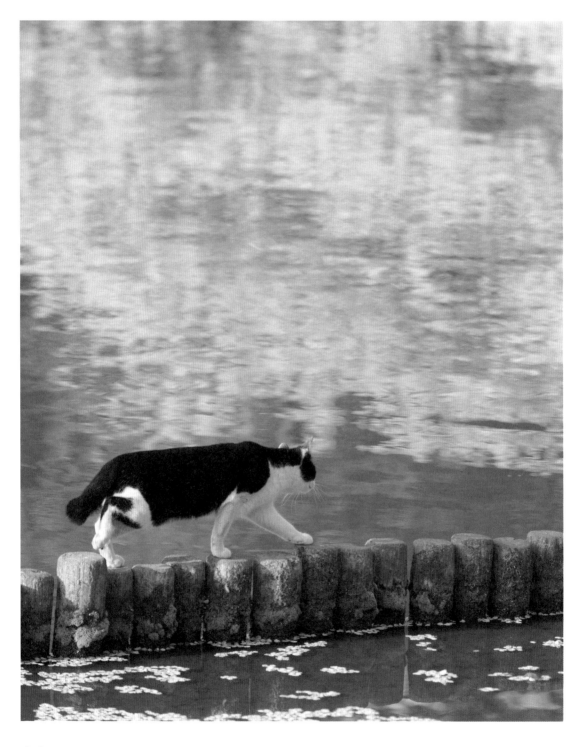

人間ならバランスが保てず落ちちゃうかも。左と右の写真を見くらべて、ちがっている部分をさがしてみましょう。

まちがい
5 個

「ゆっくり動く」を心がける

ギリギリの時間で行動していると焦ってしまい、交感神経の働きが高まります。ゆっくり動くことを心がけ、呼吸が安定すれば、副交感神経が優位になります。

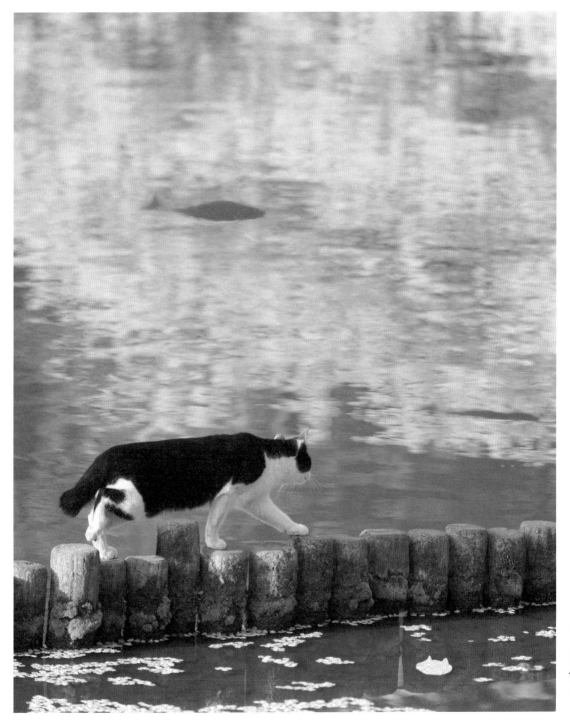

↓ 答えは120ページ

Q34 この魚食べられるのかニャ?

さすがに屋根の飾りは食べられません。左と右の写真を見くらべて、ちがっている部分をさがしてみましょう。

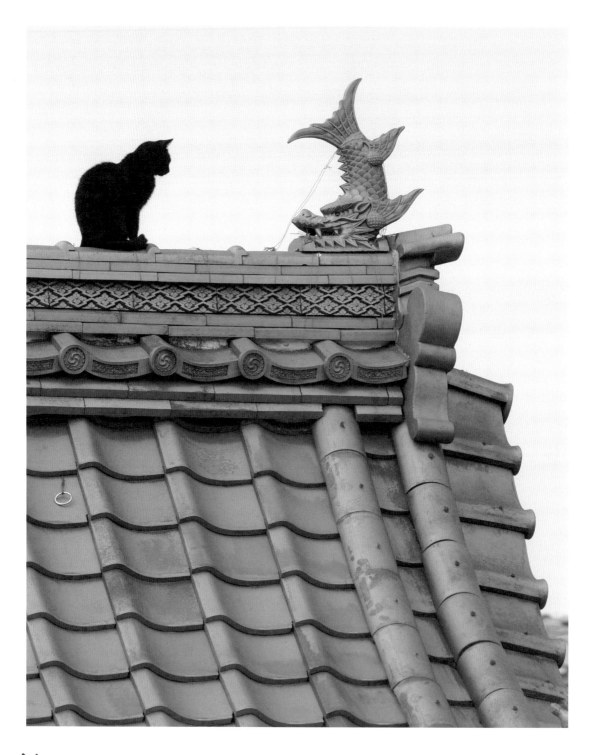

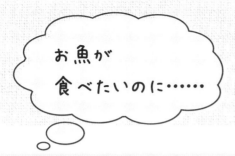

お魚が
食べたいのに……

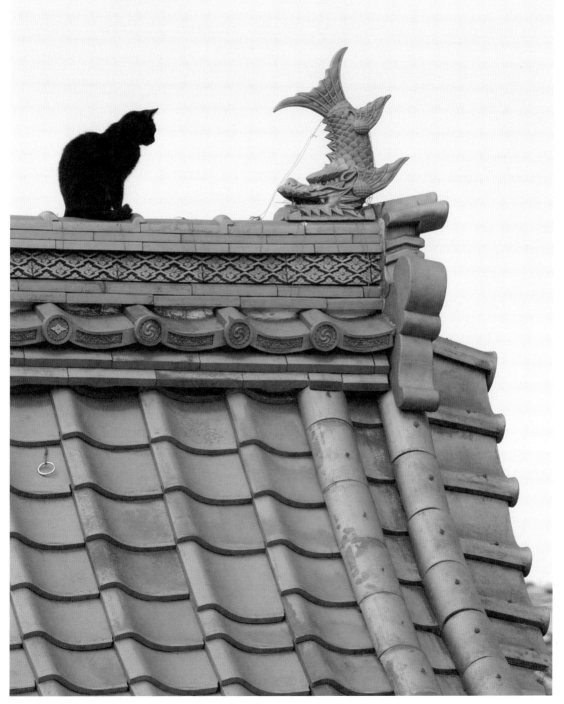

➡ 答えは120ページ

Q35 おいしくないけど好きなの

まちがい **5**個

遊んでほしくない紐ほど遊びたくなるみたい。左と右の写真を見くらべて、ちがっている部分をさがしてみましょう。

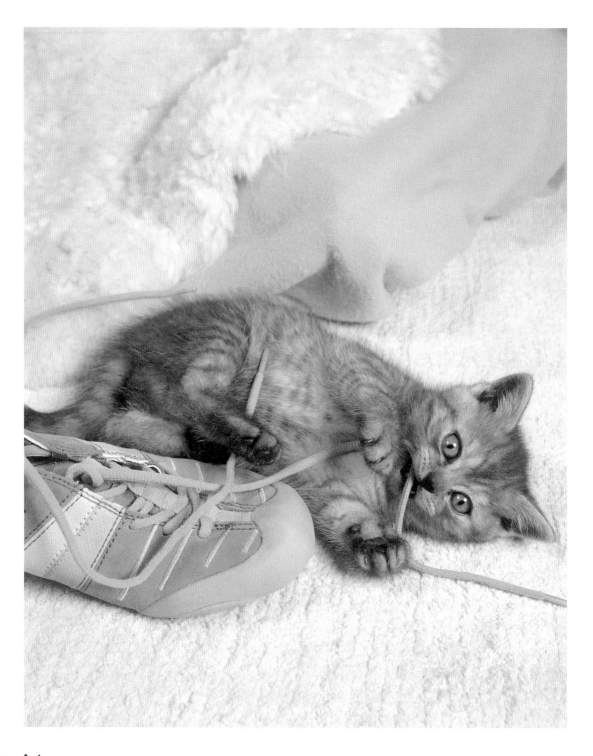

┌ 自律神経にいいことメモ

靴箱を整理する

靴が多すぎると、毎朝迷ってイライラします。自律神経を整えるためには「朝の余裕」が大事。1年間に5足、ニーズに合った靴を使い切るのがおすすめです。

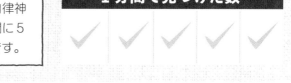

1分間で見つけた数

✓ ✓ ✓ ✓ ✓

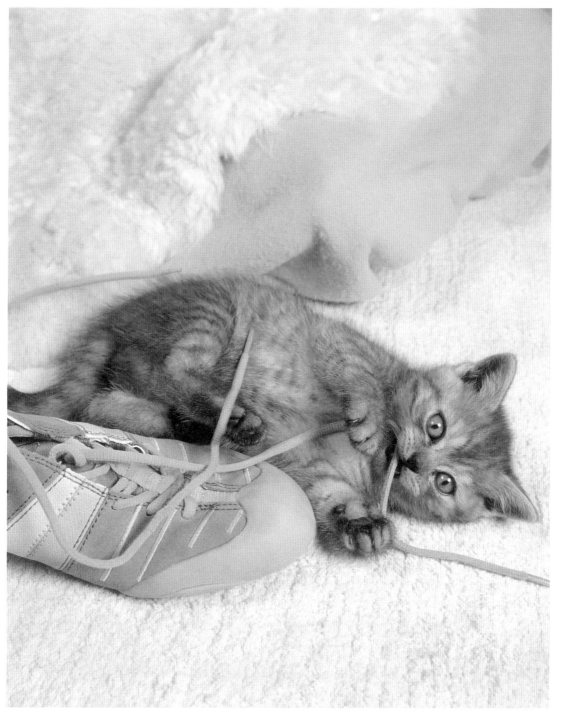

↓答えは120ページ

034のヒント：耳の模様が違うよ。細かい部分も丁寧に観察してみてね。

79

Q36 私に構わず仕事したまえ

高い場所が好きなのは狩りの本能だそう。左と右の写真を
見くらべて、ちがっている部分をさがしてみましょう。

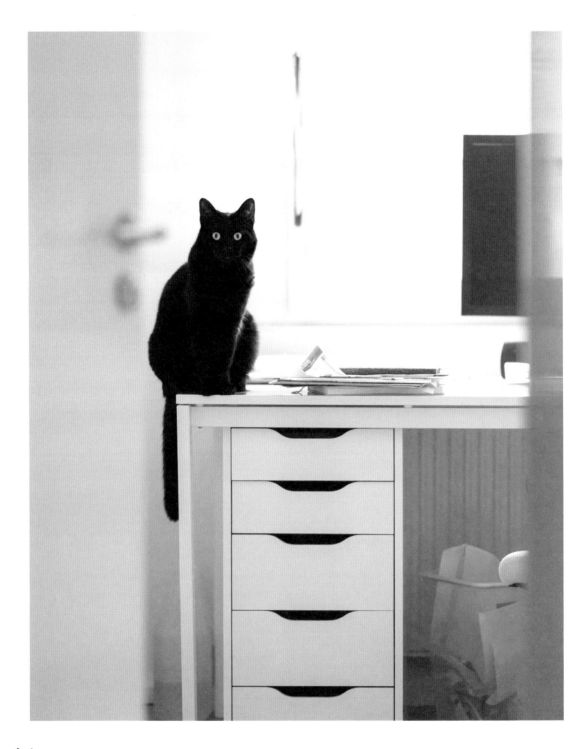

デスクまわりを片づける

整理整頓は気分をすっきりさせ、自律神経も安定させます。ただし、急激な変化はかえってストレスになるので、毎日 30 分ずつコツコツ片づけましょう。

1 分間で見つけた数

✓ ✓ ✓ ✓ ✓

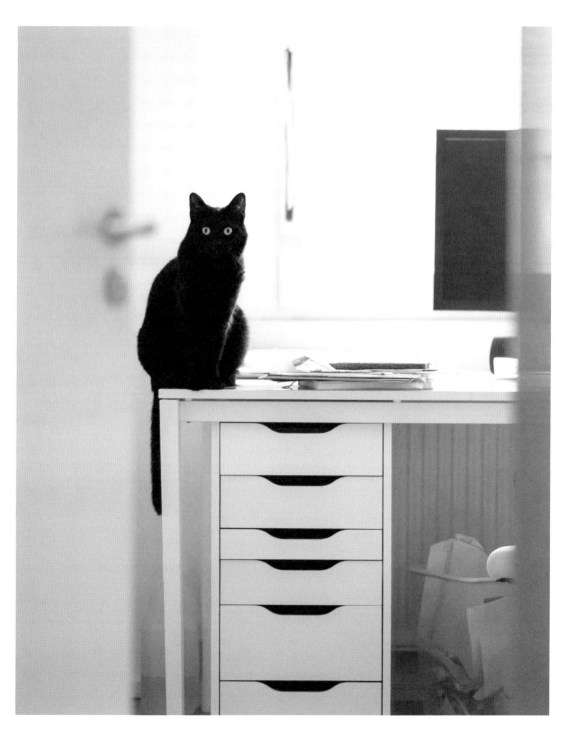

→ 答えは 120 ページ

035 のヒント：アニューカーに注意が向いてしまいがちですが、細かな描写が多く登場してきます。

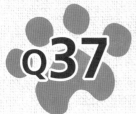

Q37 春だニャ～

春の陽気がとても心地よさそうです。左と右の写真を見くらべて、ちがっている部分をさがしてみましょう。

まちがい
5個

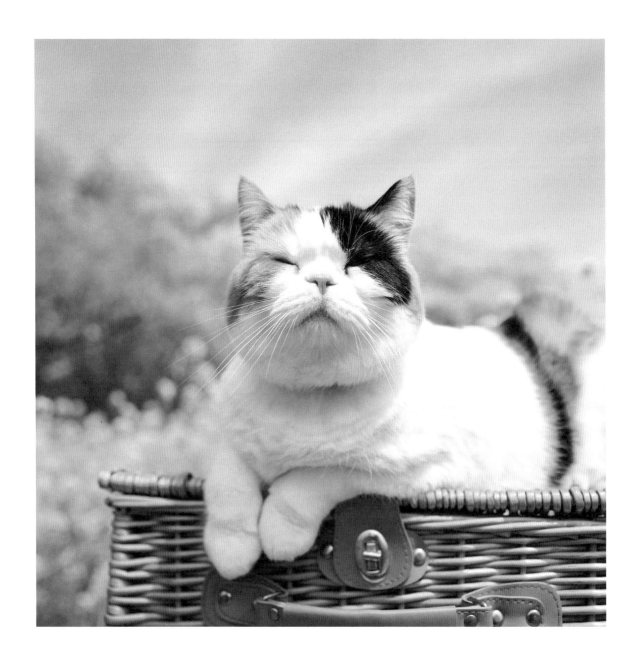

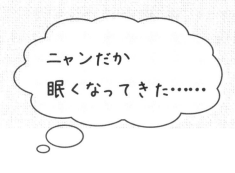

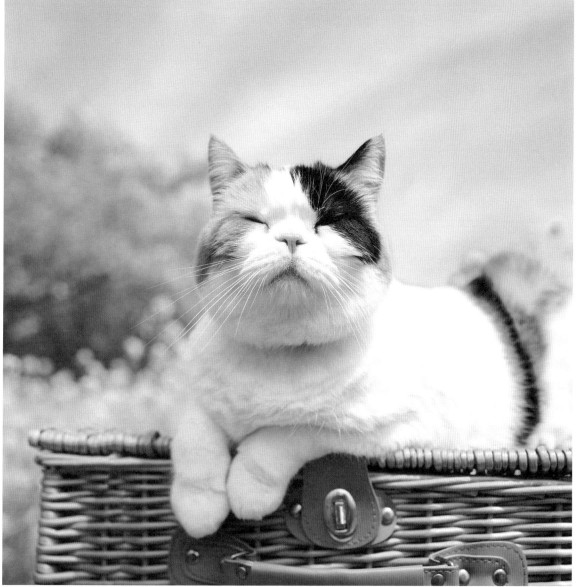

↓
答えは
121
ペ
ー
ジ

036のヒント：犬または猫が5か所のびのびしています。右側も念入りに確認をしましょう。

Q38 この棚はネコ用？

まちがい **5**個

高いところにはつい登りたくなるのです。左と右の写真を見くらべて、ちがっている部分をさがしてみましょう。

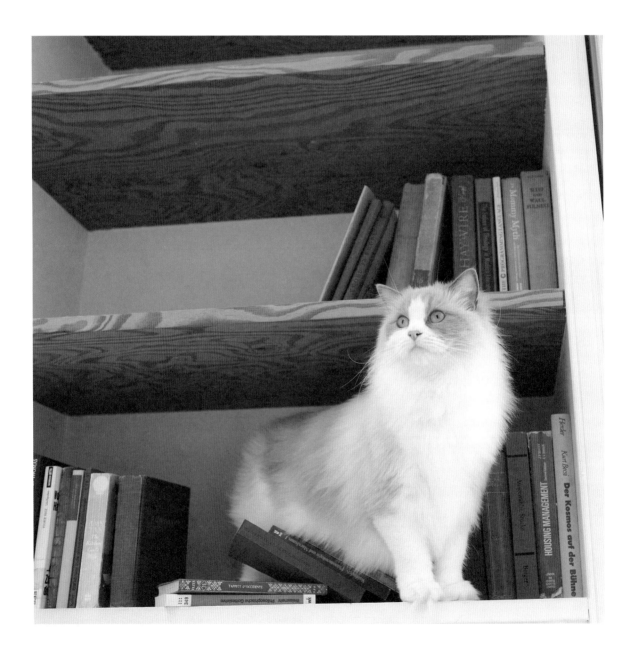

書棚には空きスペースを

書棚は自分なりのルールを設けて整理しましょう。空きスペースが残っている書棚こそ、機能的であり、自律神経が整って仕事のパフォーマンスも上がります。

1分間で見つけた数

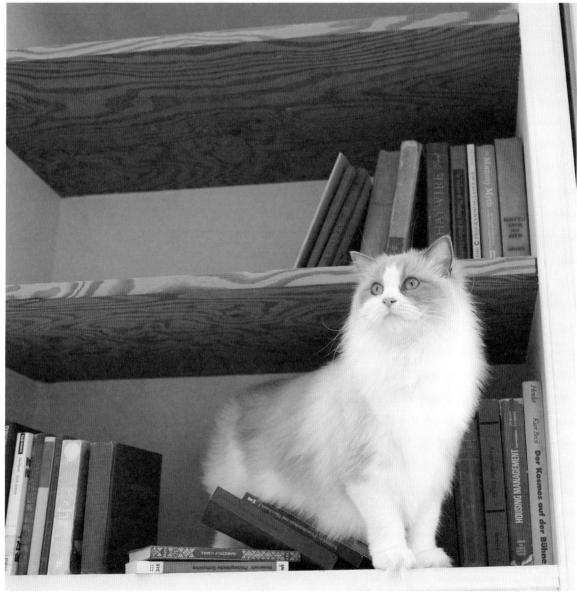

↓答えは121ページ

Q37のヒント：よこの毛の模様に2匹現れますから、じっくり見てみましょう。

ネコの手も借りたいって？

まちがい
5個

残念ながら片づけは手伝ってくれなさそう。左と右の写真を見くらべて、ちがっている部分をさがしてみましょう。

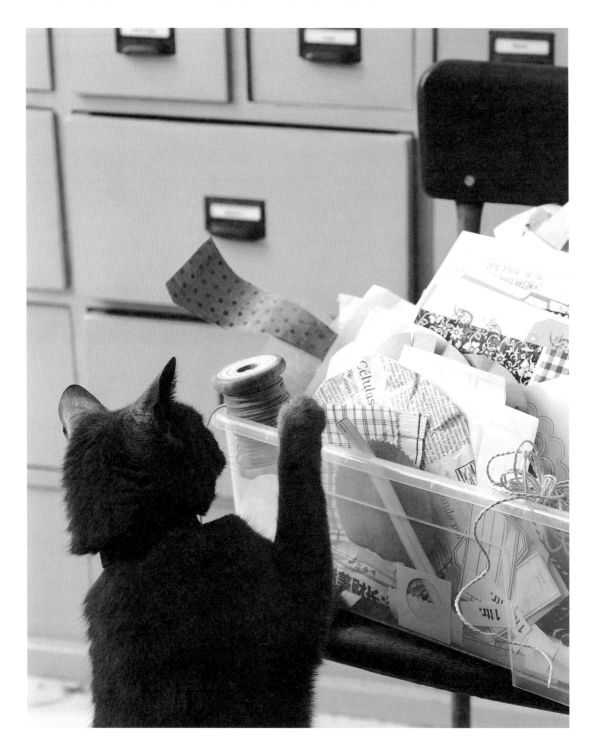

家の片づけは3カ月計画で

休みの日の1日で片づけを終えようとするのは失敗のもと。1日に1箇所、30～90分間と時間を決めて、3カ月を目安に片づけるのがおすすめです。

1分間で見つけた数

✓ ✓ ✓ ✓ ✓

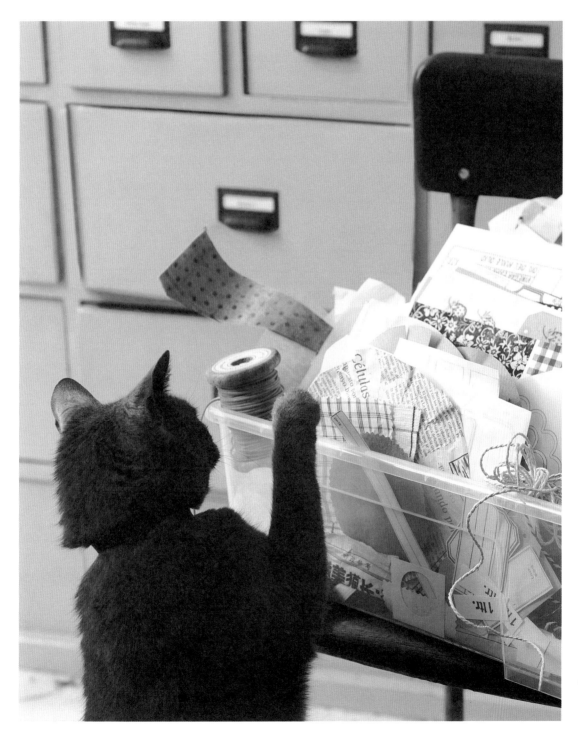

→答えは121ページ

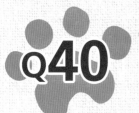
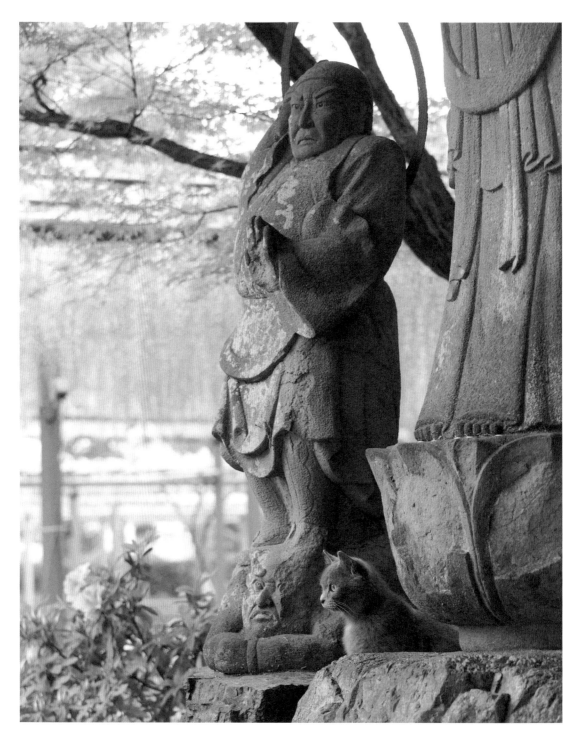

ここがいつもの
定位置

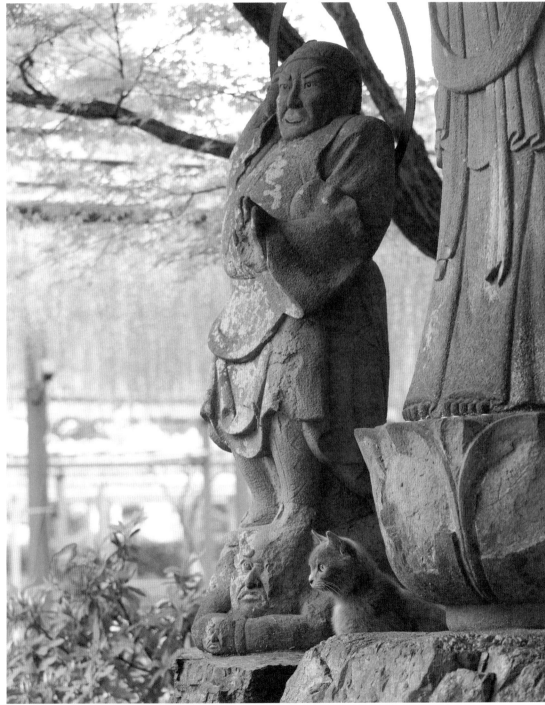

➡ 答えは121ページ

ちゃんと勉強しているか見張っています。左と右の写真を
見くらべて、ちがっている部分をさがしてみましょう。

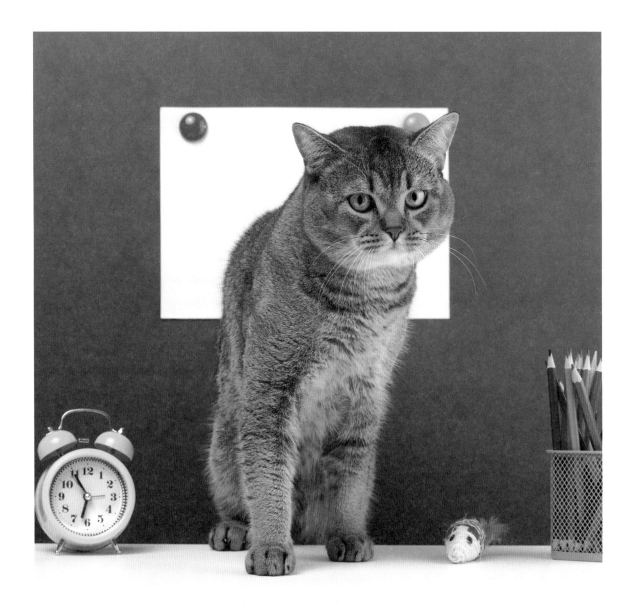

やることを「見える化」する

仕事のパフォーマンスを上げるためには、やること
を全部書き出してみましょう。「長期」「中期」「短期」
と分け、締め切り（日付）を書き入れるのがポイント。

1分間で見つけた数

✓ ✓ ✓ ✓ ✓

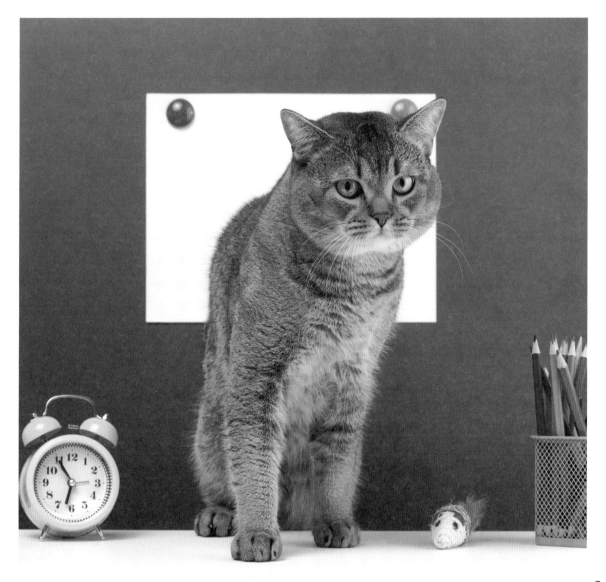

→答えは122ページ

Q40のヒント：猫の顔から左下に向かって、細かく動いています。その横にもう1つあります。

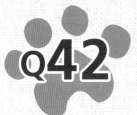

Q42 いっしょに連れてって

かわいいネコがバスケットに入っています。左と右の写真
を見くらべて、ちがっている部分をさがしてみましょう。

まちがい
5個

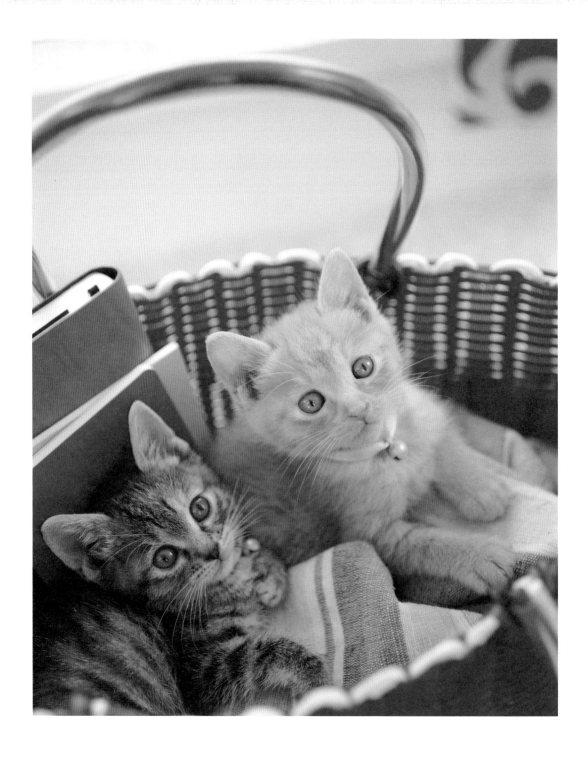

┌─ 自律神経にいいことメモ ─┐

カバンの中身を整理する
探しものが見つからず焦った瞬間、交感神経が急激に
高くなり血流が悪くなります。カバンの大きさや中身
を吟味して整理し、持ちものを最適化しましょう。

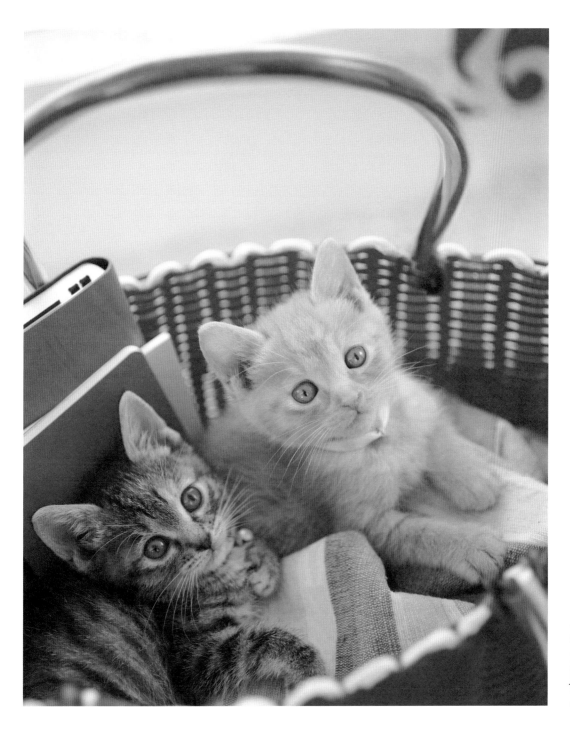

➡ 答えは122ページ

Q41のヒント：メガネの形や色がいっくつかバラバラに、色のちがいもありそうです。

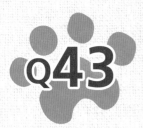

Q43 距離感って大事

仲良しでも程よく距離をとるネコたち。左と右の写真を見くらべて、ちがっている部分をさがしてみましょう。

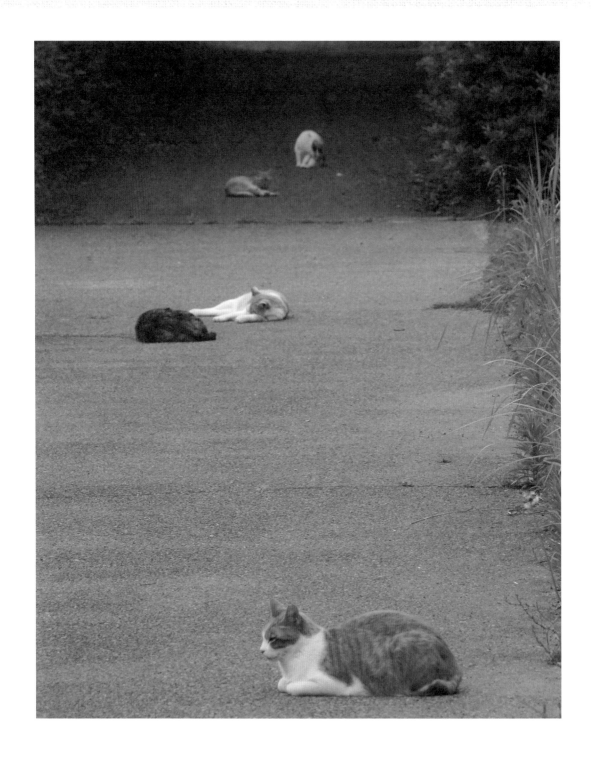

まちがい
5個

ストレスの9割は「人間関係」

「人間関係」は最大のストレスのもと。自律神経を整えるためには、歳を重ねるごとに「人間関係」もできるだけすっきり整理することが重要です。

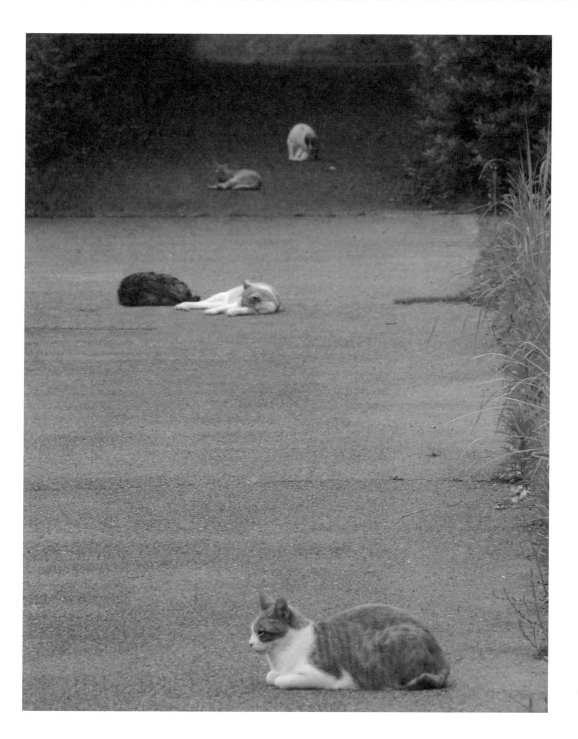

➡ 答えは122ページ

Q42のヒント：バスケットのなかのものの持ち方や手にも注目してください。

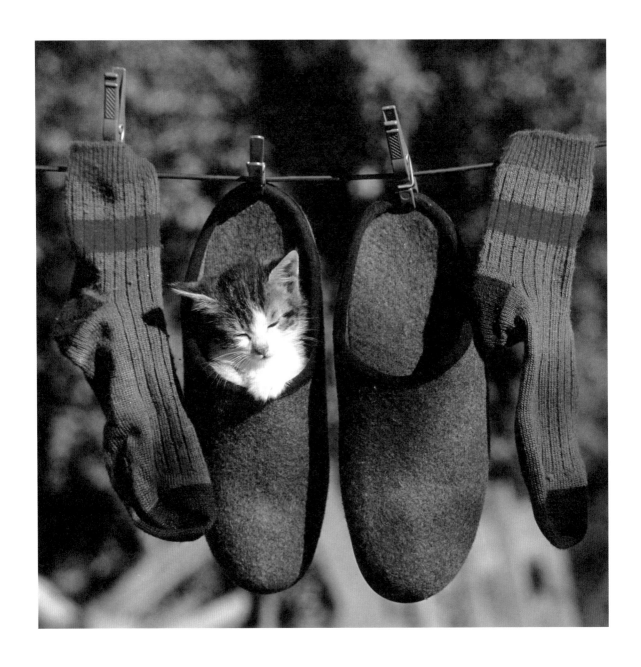

あたたかくて
気持ちいいニャ

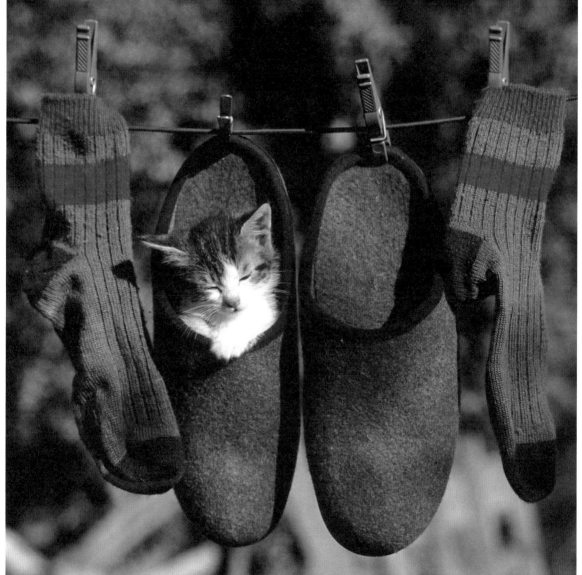

↓
答えは122ページ

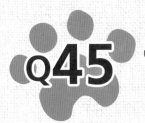

Q45 エヘン！ 似合う？

お気に入りのノートの上ですまし顔。左と右の写真を見く
らべて、ちがっている部分をさがしてみましょう。

まちがい
5 個

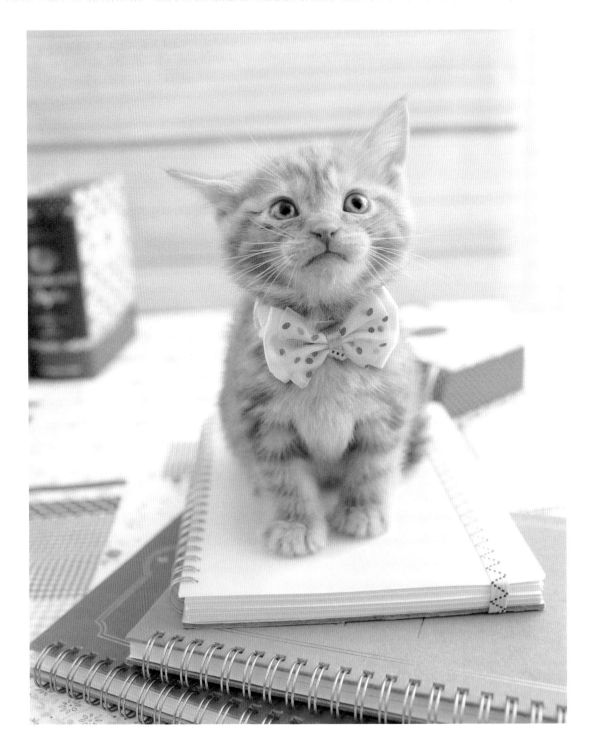

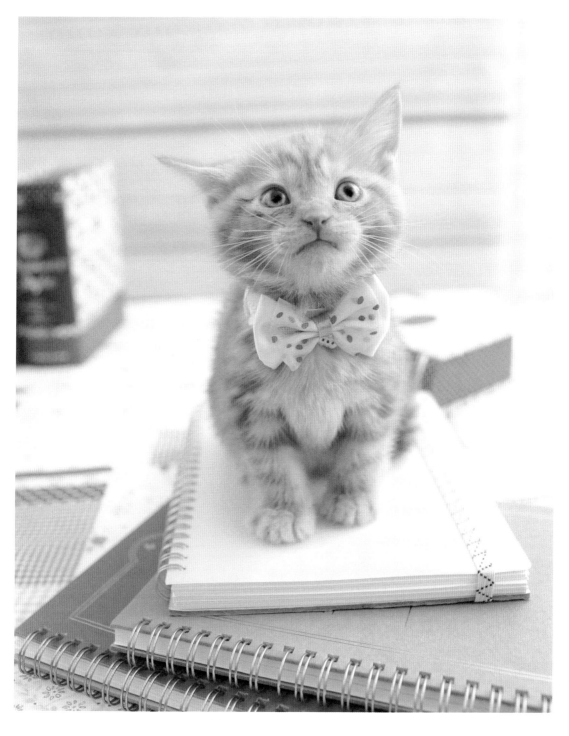

→ 答えは123ページ

Q44のヒント：洗濯バサミをよく確認しましょう。大きさや向きがちがう組み合わせもあります。

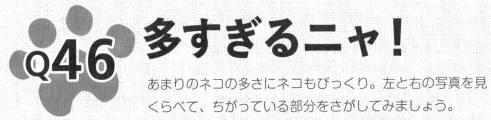

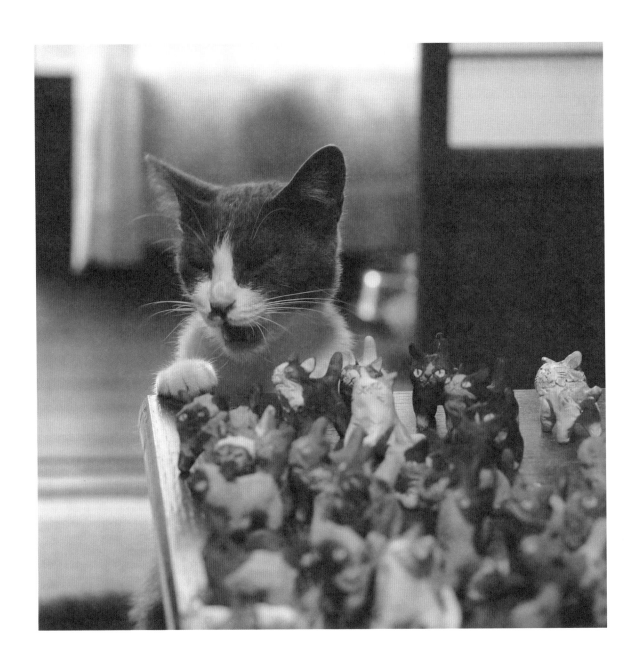

アイテムを見直す

なんとなく捨てられないアイテムやコレクションは、
余計なストレスのもとになります。いまあるものを使
い切り、あるものが喜ぶ使い方をしましょう。

1分間で見つけた数

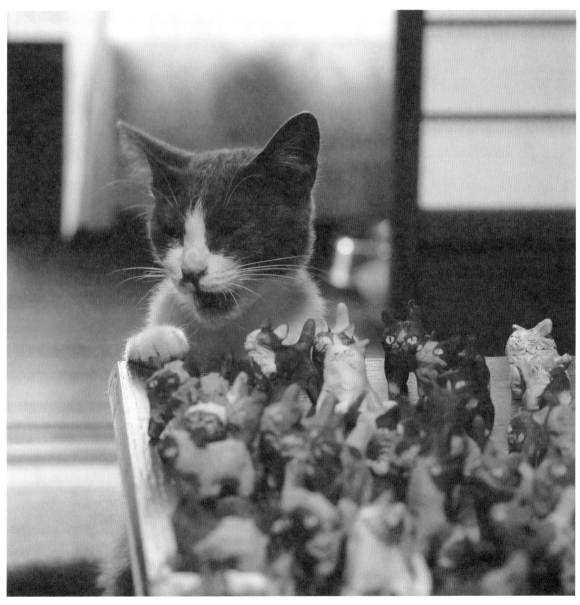

➡ 答えは 123 ページ

045のヒント：ノートの模様がバラバラだと、細かな部分がわかりにくくなりましたか。

Q47 好きなだけモフりな！

お腹を見せるのは安心しているサイン。左と右の写真を見くらべて、ちがっている部分をさがしてみましょう。

まちがい
5個

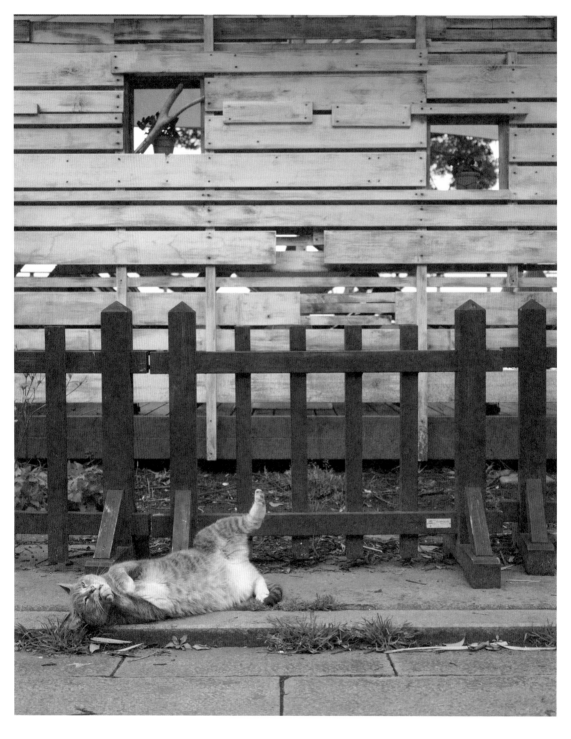

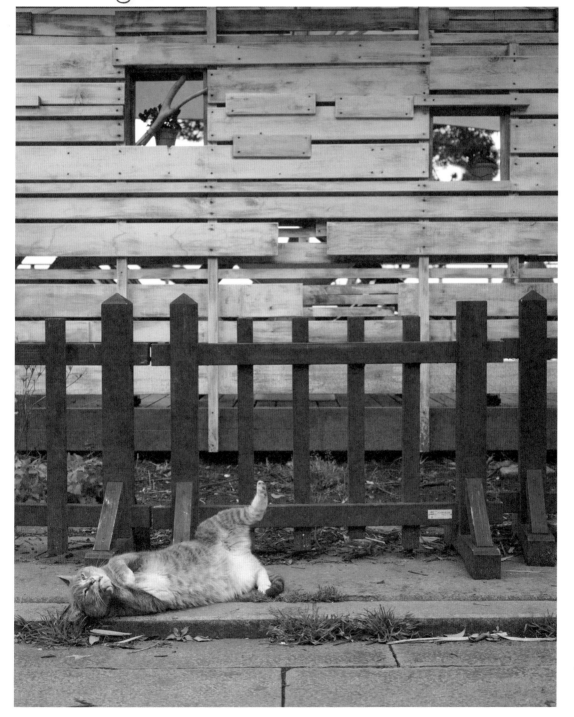

答えは123ページ

Q46のヒント：たくさんのネコのなかにまちがいが3箇所あります。後ろもよく確認を。

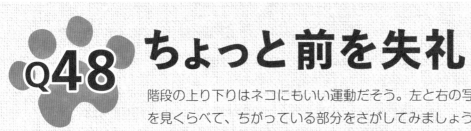

階段の上り下りはネコにもいい運動だそう。左と右の写真を見くらべて、ちがっている部分をさがしてみましょう。

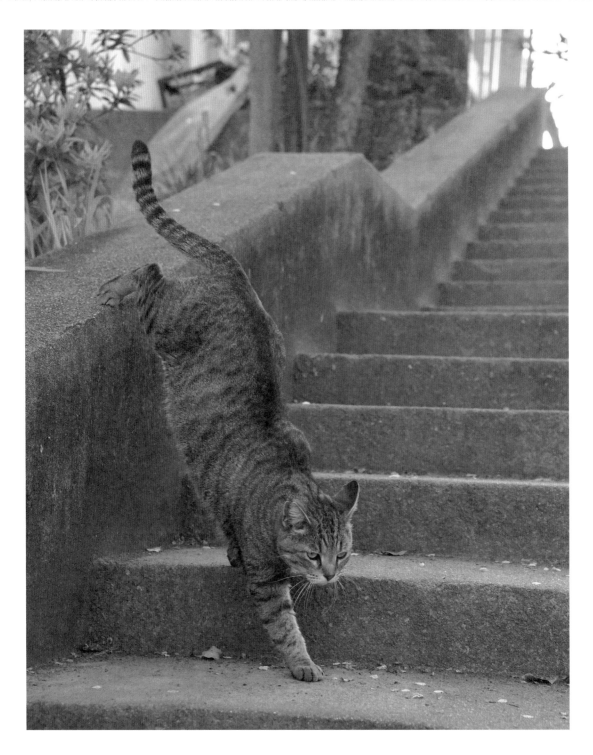

「怒り」を感じたら階段を上り下り

「怒り」は自律神経を乱します。深呼吸しても怒りが
抑えられない場合は、階段を1〜2階分ゆっくり上り
下りして、「体」を通して自律神経を整えましょう。

1分間で見つけた数

✓ ✓ ✓ ✓ ✓

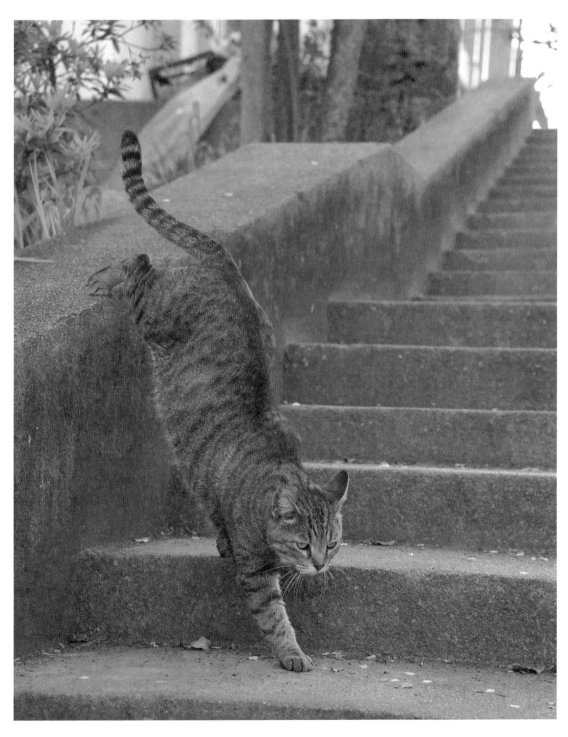

↓ 答えは123ページ

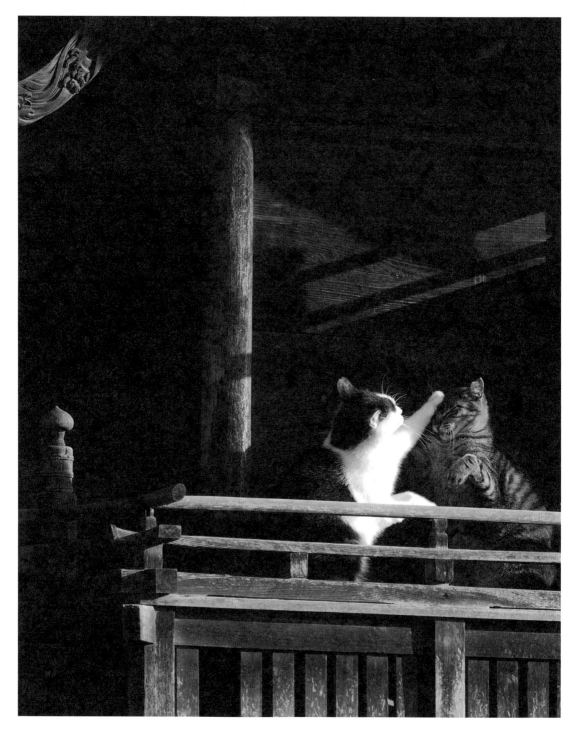

死ぬほど耐える必要はない

職場の人間関係の問題は簡単には解決できません。でも、強いストレスを感じたら「いつまで耐えるか」という期限を決めて、行動を起こせば後悔しません。

1分間で見つけた数

✓ ✓ ✓ ✓ ✓

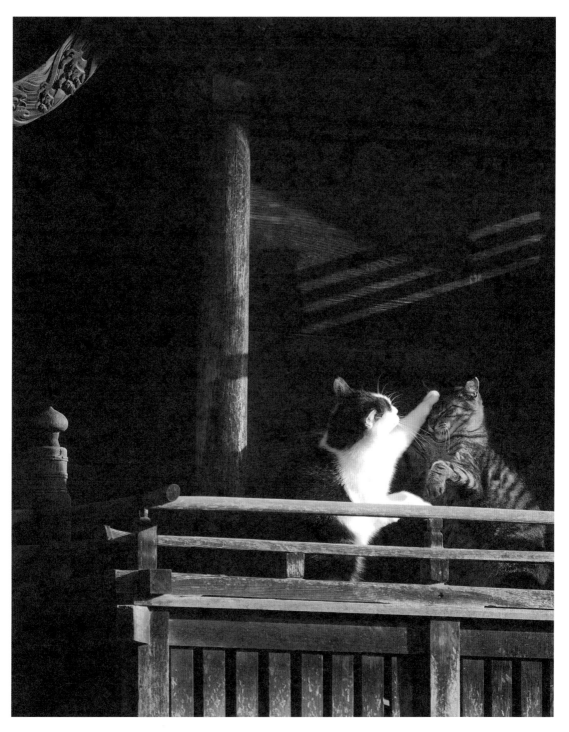

→ 答えは124ページ

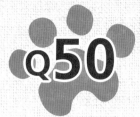

Q50 黒板に爪立ててもいい?

まちがい 5個

こちらを向いたフワフワのしっぽが最高です。左と右の写真を見くらべて、ちがっている部分をさがしてみましょう。

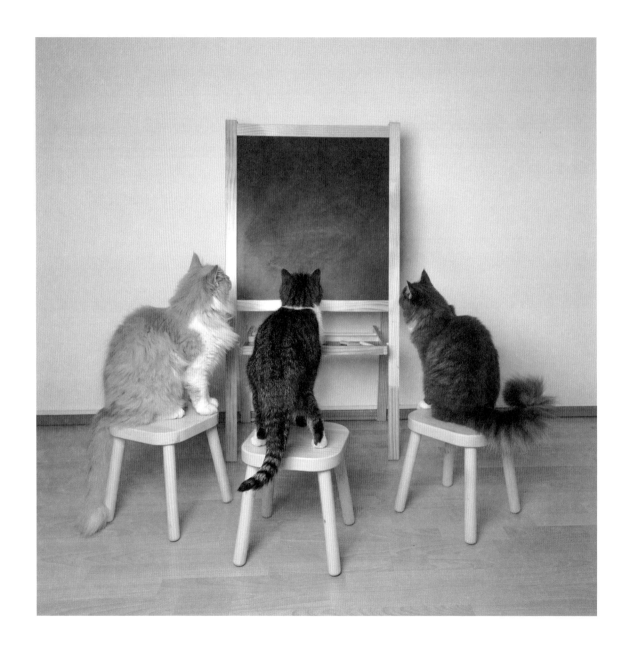

最後の問題だよ。
がんばって！

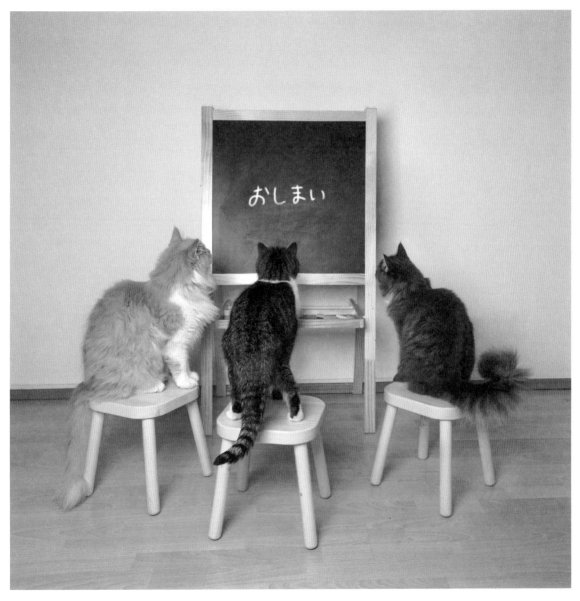

おしまい

↓ 答えは124ページ

50 問の「ネコのまちがいさがし」はいかがでしたか？

まちがいが見つからなくて、途中で解答を見た、

全部は見つからなかったけど、いちおう最後までやってみた、

という方もいらっしゃるでしょう。

それでも問題ありません。

本書は、自律神経を整えるためのトレーニングです。

好きなときにいつでもチャレンジしていいし、

また忘れた頃に取り組んでみてもいいでしょう。

すべての問題が解けた方でも、

次回は解けないかもしれないし、

前回は見つけられなかったところが

簡単に見つけられるようになっているかもしれません。

あなたの自律神経のバランスが整っているか、

乱れているかによって、結果は変わってきます。

何度も繰り返し「ネコのまちがいさがし」を解けば、

自律神経を整える方法が

いつの間にか身についているはずです。

解答

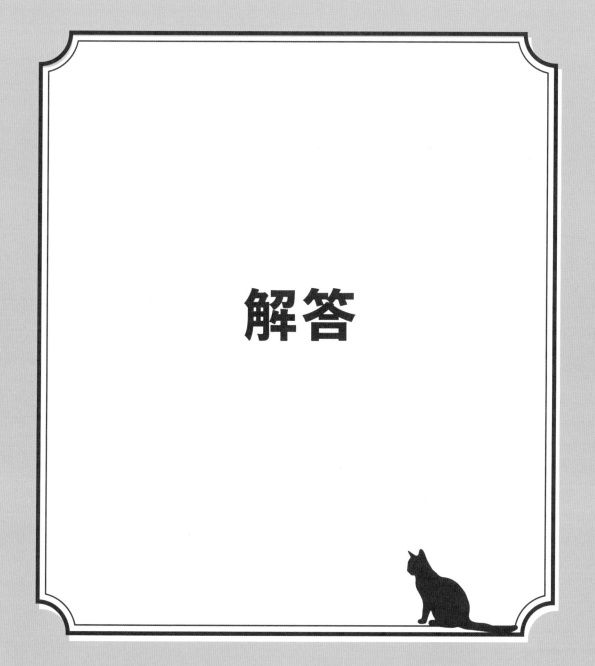

Q1 の 答え

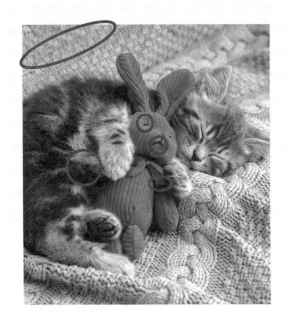

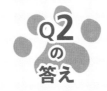

Q2 の 答え

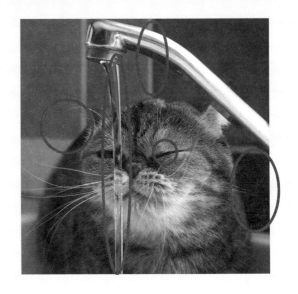

Q3 の 答え

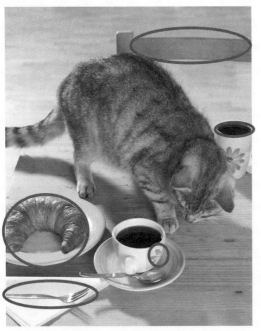

Q4 の 答え

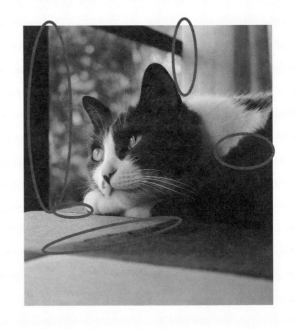

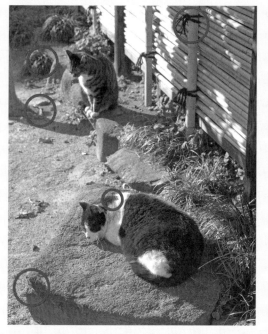

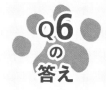

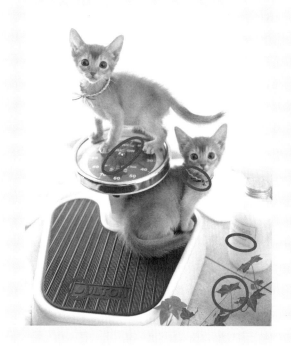

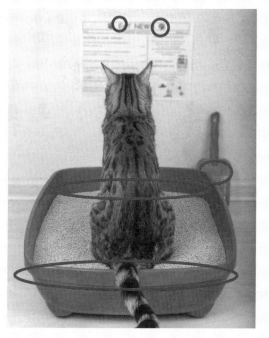

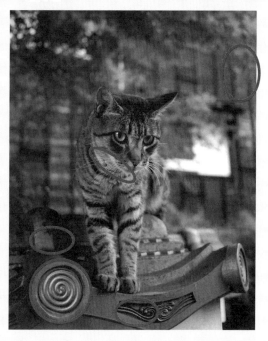

Q9 の答え

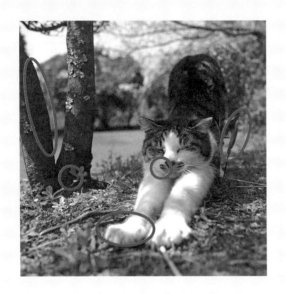

Q10 の答え

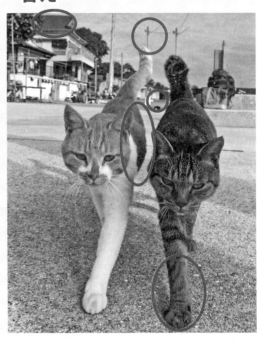

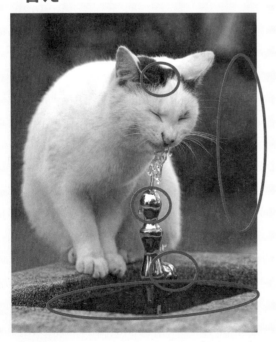

Q11 の答え

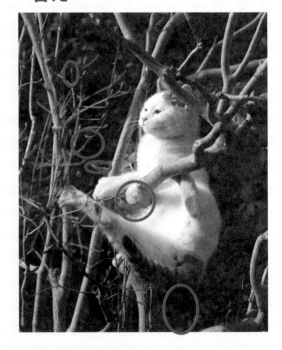

Q12 の答え

Q13 の 答え

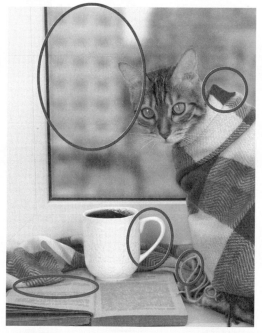

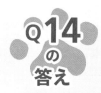
Q14 の 答え

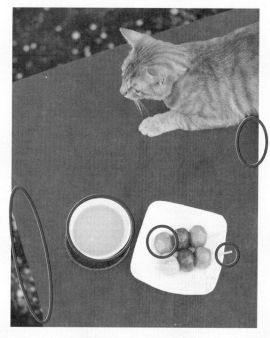

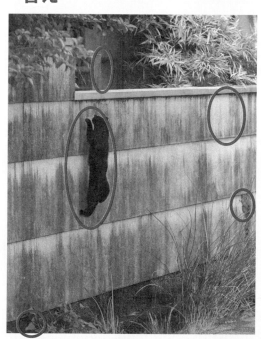
Q15 の 答え

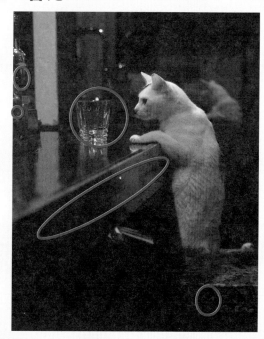
Q16 の 答え

Q**17**
の
答え

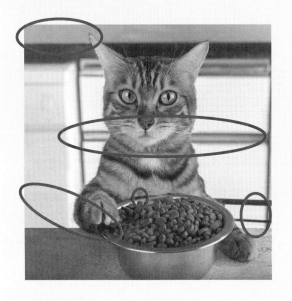

Q**18**
の
答え

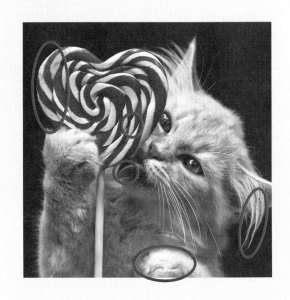

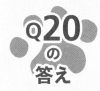
Q**19**
の
答え

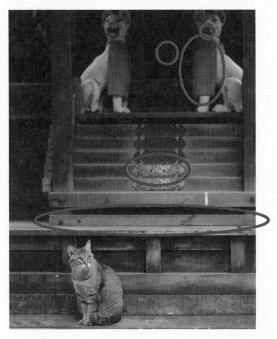

Q**20**
の
答え

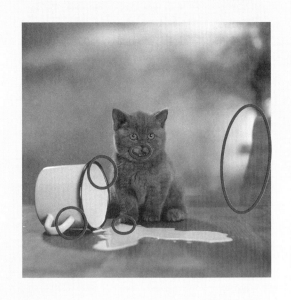

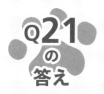

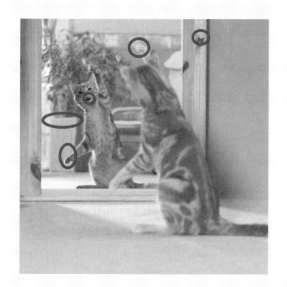

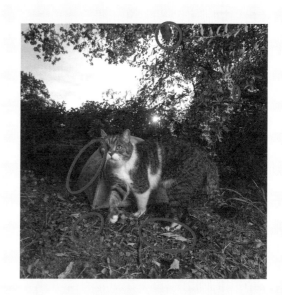

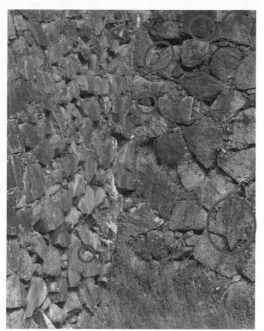

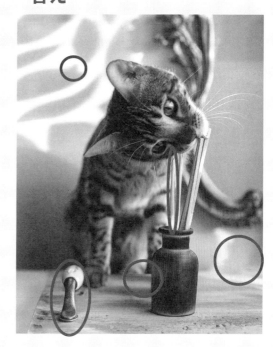

Q25
の
答え

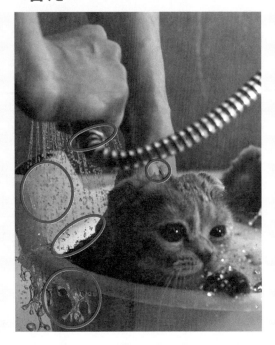

Q26
の
答え

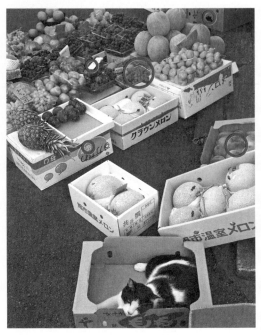

Q27
の
答え

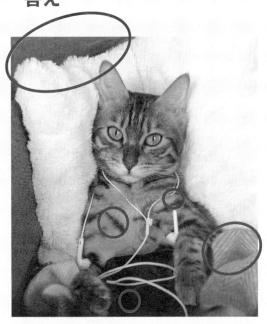

Q28
の
答え

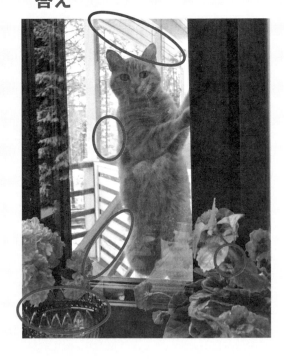

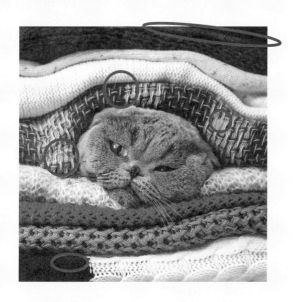

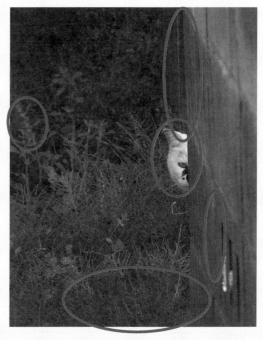

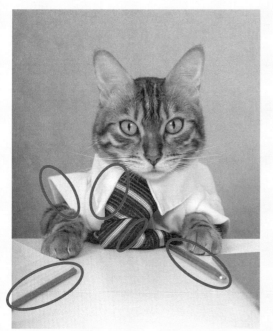

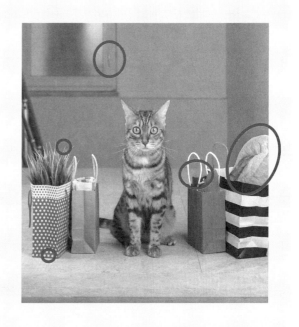

Q33 の答え

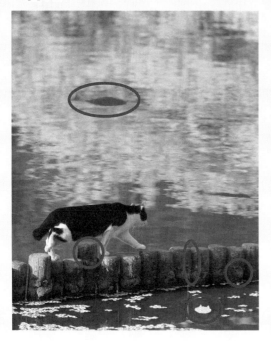

Q34 の答え

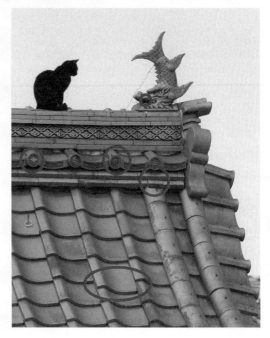

Q35 の答え

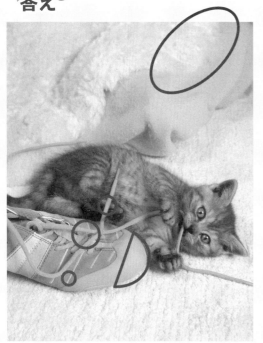

Q36 の答え

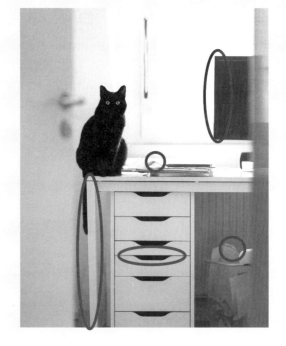

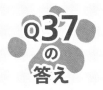

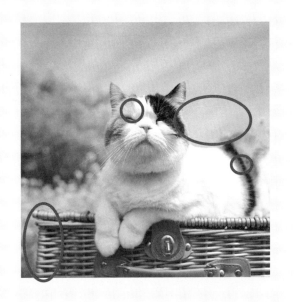

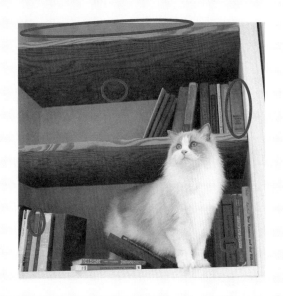

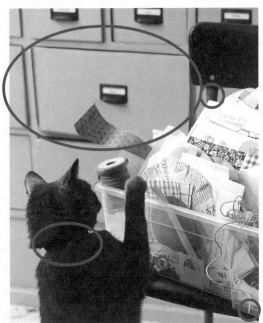

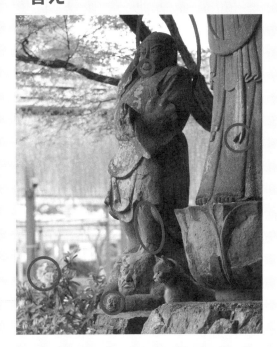

Q41
の
答え

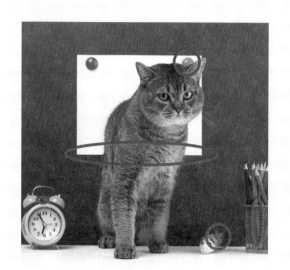

Q42
の
答え

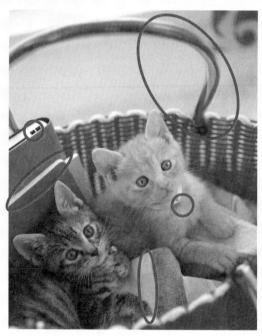

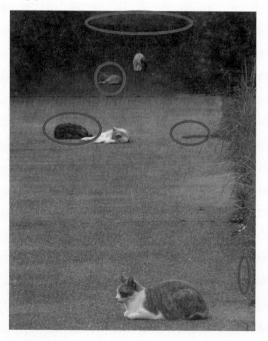
Q43
の
答え

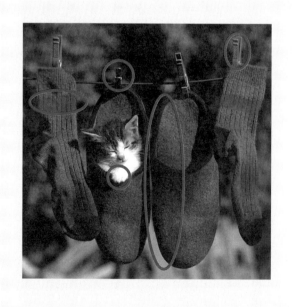
Q44
の
答え

Q45
の
答え

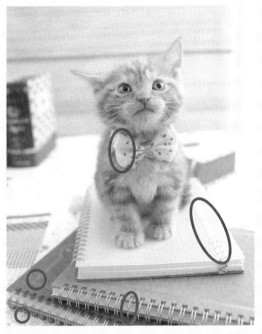

Q46
の
答え

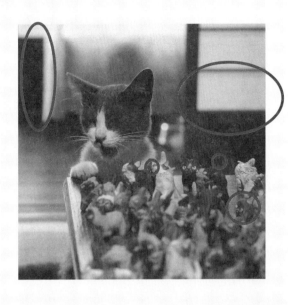

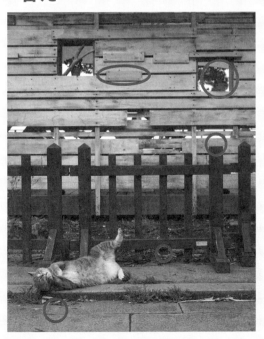

Q47
の
答え

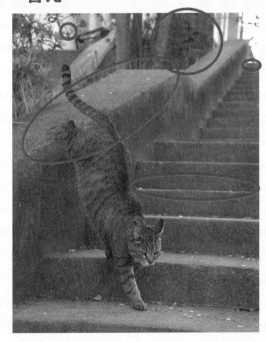

Q48
の
答え

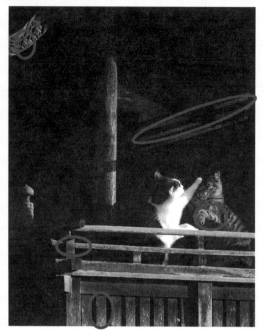

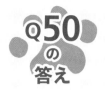

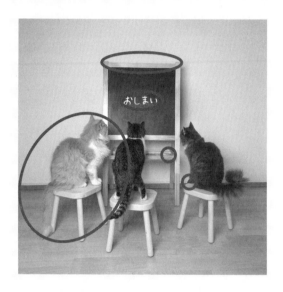

写真提供：アフロ（Alamy、イメージマート、Zoonar、太田威重、Tierfotoagentur、Cavan Images、Biosphoto、小森正孝、佐々木信弥、深尾竜騎、田ノ岡哲哉、mauritius images、WESTEND61、千葉直、Seasons Agency、Juniors Bildarchiv、ハニー、plainpicture、西村尚己）

おわりに

　近年、注目されている「マインドフルネス」という心理療法があります。過去の後悔や未来への不安を手放し、「いま、ここにある現実」だけに目を向けて、心を安定させるという手軽な「瞑想」の手法です。

　たとえば、呼吸であれば呼吸に意識を集中させ、「いま、鼻から吸った息が肺を膨らませている」と、目の前にあることに集中して、余計な雑念を排除します。そうすることで、気持ちが落ち着くのです。「マインドフルネス」は、自律神経を整えるのに効果的です。

　「まちがいさがし」を解くことは、この「マインドフルネス」の手法に通じるものがあります。目の前にある絵や写真に集中し、まちがいをさがし、見つける。いつの間にか雑念が消え去り、すっきりとした気持ちになっているはずです。これはストレスによって乱されてしまった自律神経が整ったあかしでもあります。

　現代人は、忙しい生活を送るあまり、「意識する」という行為を忘れがちです。「まちがいさがし」は「意識する」ことにおいては最適なトレーニングです。続けるうちに、次第に「いま、ここにある現実」に集中できるようになり、悲観的な感情や不安から遠ざかることができるでしょう。

　そして、自分が何をしているのかを意識しながら、今日はどんな1日だったか、自分は何をしたかなど、自分自身を見つめる時間をとってみてください。そうすればきっと、心穏やかに充実した日々を過ごせるようになるはずです。

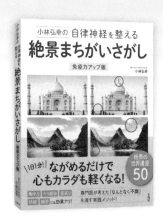

小林弘幸の
自律神経を整える **絶景**
まちがいさがし

1日1分

免疫力アップ版　順天堂大学医学部教授 **小林弘幸**

定価**990円**（税込）

左と右の写真にはそれぞれ5個のちがっている部分があります。

富士山──信仰の対象と芸術の源泉　［日本］

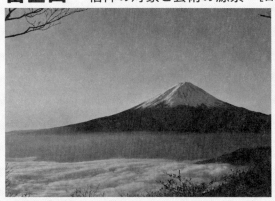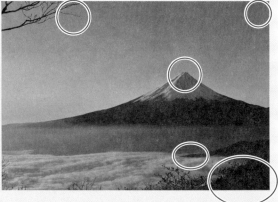

モン・サン・ミシェルとその湾　［フランス］

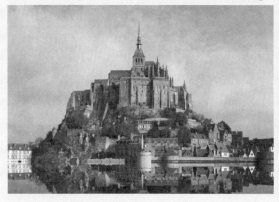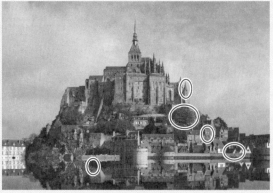

＼ **ながめるだけで心身のコンディションが整う！** ／

日本 **オセアニア** **アメリカ**
ヨーロッパ **アフリカ** **アジア** **絶景の世界遺産50**

宝島社　お求めは書店で。

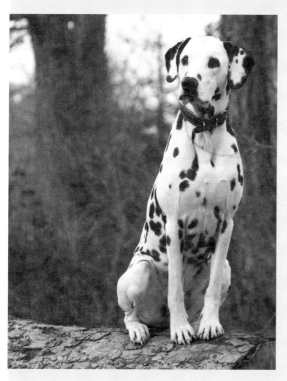
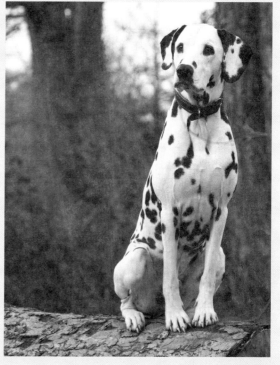

小林弘幸（こばやし・ひろゆき）

1960年、埼玉県生まれ。順天堂大学医学部教授。日本スポーツ協会公認スポーツドクター。自律神経研究の第一人者として、プロスポーツ選手、アーティスト、文化人へのコンディショニング、パフォーマンス向上指導に関わる。おもな著書に『なぜ、「これ」は健康にいいのか？』（サンマーク出版）、『自律神経を整えるぬり絵』『聞くだけで自律神経が整うＣＤブック』『医者が考案した「長生きみそ汁」』（以上、アスコム）など。

スタッフ

カバーデザイン	朱猫堂
本文デザイン・ＤＴＰ	タトラエディット
問題制作	リフレックス・ラボ
編集協力	荻田美加
編集	九内俊彦、矢冨知子

小林弘幸の自律神経を整える
ネコのまちがいさがし

2023年11月8日　第1刷発行

著　者　　小林弘幸
発行人　　蓮見清一
発行所　　株式会社宝島社
　　　　　〒102-8388
　　　　　東京都千代田区一番町25番地
　　　　　電話　営業03-3234-4621
　　　　　　　　編集03-3239-0599
　　　　　https://tkj.jp

印刷・製本　　株式会社リーブルテック